M
Medical

D
Dental

E
Education

E
Eligibility

T
Test

개정 10판

M·DEET 대비
FINAL
실전모의고사
자연과학 I

메가엠디 자연과학추론연구소 지음

해설집

mega MD

메가엠디는
당신의 꿈을 응원합니다.
megaMD Roots for You, Your Victory!

Why?
FINAL 실전모의고사인가?

막연한 두려움을 극복하라!
M·DEET 전문가 메가엠디 자연과학추론연구소의
완벽 적중 예상문제 구성

M·DEET를 이기는 마지막 점검
회차별 시험지(6회) 및 꼼꼼한 해설, OMR 카드로
합격을 위한 M·DEET 완벽 대비

실전 완성을 위한 특별 부록
실전에서 120% 발휘하는 '실전 문제풀이 전략',
시간 안배 등 실전 연습을 위한 OMR 카드 제공

M·DEET 전문가
메가엠디 자연과학추론연구소

M·DEET에 대한 철저한 분석을 바탕으로 최고의 컨텐츠를 개발하여
합격을 위한 최적의 길을 제시합니다

1 연구활동   **아낌없는 연구와 투자**
누적 컨텐츠 연구개발비 18억 원 이상,
연 평균 약 2억 원의
컨텐츠 연구개발비

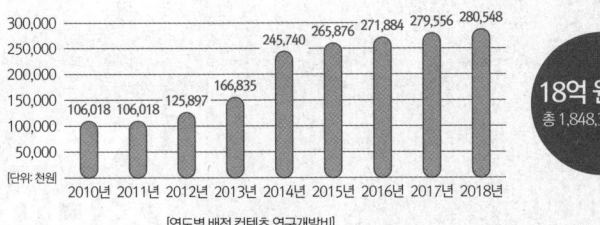

[연도별 배정 컨텐츠 연구개발비]

18억 원 이상!
총 1,848,372,000원

2 문항 개발   **철저한 출제 경향 분석**
누적 개발 문항 12,603 문항,
과목별 본고사 문항 최대 적중률 92%,
평균 적중률 85% 이상

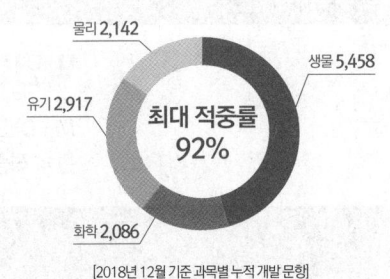

물리 2,142 / 생물 5,458 / 유기 2,917 / 화학 2,086
최대 적중률 92%

[2018년 12월 기준 과목별 누적 개발 문항]

3 교재/모의고사 개발   **최적화된 학습전략 제시**
• 누적 출간 교재 388종,
• 본고사와 가장 유사한 환경으로
  9년간 운영된 메가엠디 전국모의고사

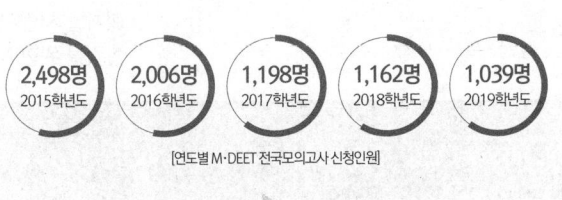

2,498명 2015학년도 / 2,006명 2016학년도 / 1,198명 2017학년도 / 1,162명 2018학년도 / 1,039명 2019학년도

[연도별 M·DEET 전국모의고사 신청인원]

누적 신청인원 → **37,835명***

*2011~2019학년도 기준

• **완벽 문항 검증 6단계**   본고사와 가장 유사한 난이도, 변별력을 갖춘 완벽 문항

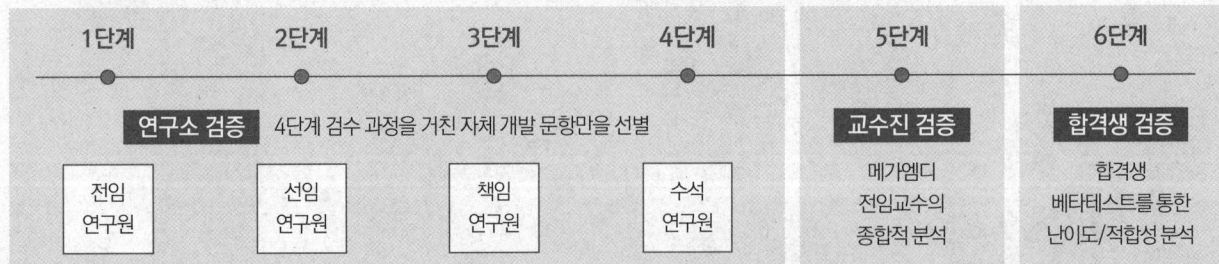

1단계 / 2단계 / 3단계 / 4단계 — **연구소 검증** 4단계 검수 과정을 거친 자체 개발 문항만을 선별 (전임 연구원 / 선임 연구원 / 책임 연구원 / 수석 연구원)

5단계 — **교수진 검증** 메가엠디 전임교수의 종합적 분석

6단계 — **합격생 검증** 합격생 베타테스트를 통한 난이도/적합성 분석

메가엠디 자연과학추론연구소가 적중한
2019학년도 M·DEET 문항

▶ 문제 상황 유사
▶ 지문 개념 유사

사람의 네프론에 대한 그림을 제시하고, 오줌 생성과정에서 자가조절 및 호르몬을 통한 삼투 조절의 특징을 묻는 문제 상황과 지문 개념이 유사하다.

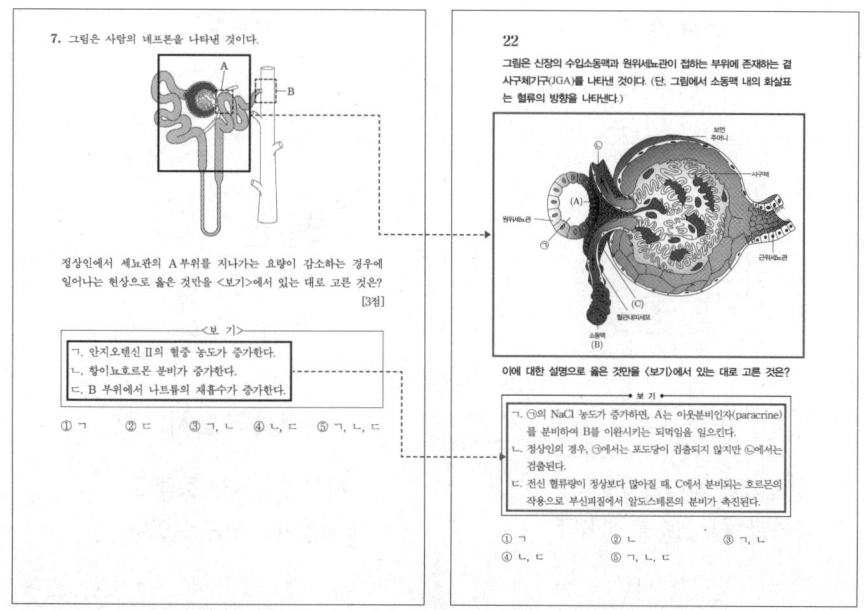

▲ 2019학년도 M·DEET
자연과학 I 7번

▲ 2019학년도 대비 실전모의고사
자연과학 I 2회 22번

▶ 문제 상황 일치
▶ 지문 개념 일치

네른스트공식을 주어준 후, 세포 내·외부에 존재하는 이온의 농도를 제시한 문제 상황이 동일하며, 이를 이용하여 각 이온들의 막전위를 구할수 있어야 하는 지문 개념이 동일하다.

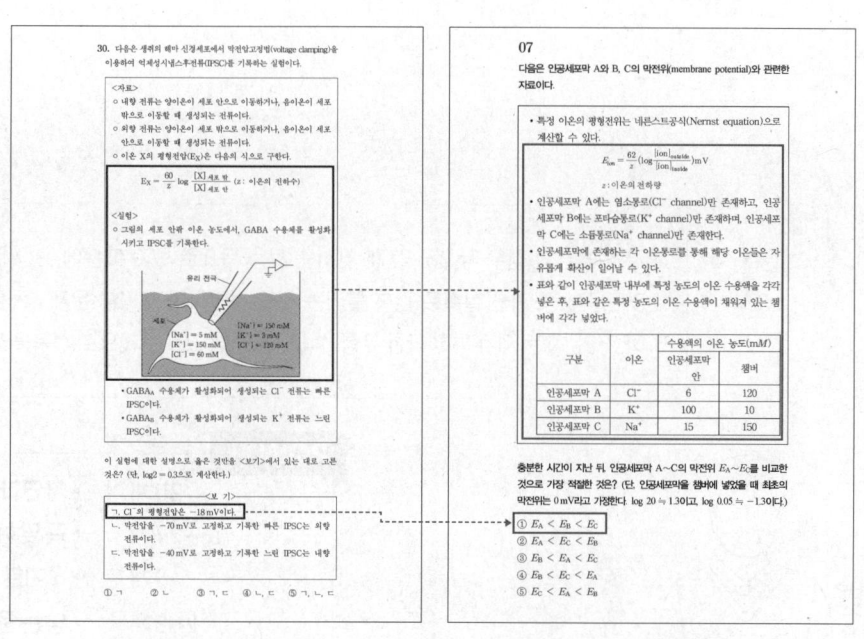

▲ 2019학년도 M·DEET
자연과학 I 30번

▲ 2019학년도 대비 실전모의고사
자연과학 I 1회 7번

실전 KNOW-HOW　　　　　　　　　　　　　　　　　　　　　　　　　　　　　MEGAMD M·DEET

실전에서 120% 발휘하는
실전 문제풀이 전략

STEP 1

목표점수

: 몇 개를 맞혀야 하는지 과목별 목표점수를 정한다

포기할 문제 수, 시간이 남으면 풀 문제 수를 결정하기 위한 것이다. 문제풀이 전략은 곧 포기할 문제, 시간이 남으면 풀 문제를 정하는 '노하우'를 만드는 것이 핵심이다.

STEP 2

문제풀이 순서

: 자신의 강약을 토대로 문제풀이 순서를 정한다

시험지를 받자마자 문제를 훑어보면서 어떤 문제를 나중에 풀지(자신이 없는지) 골라내야 한다. 그리고 나머지 문제를 순서대로 풀거나, 자신 있는 단원/유형의 문제를 먼저 푼다. 이 문제들은 반드시 맞혀야 하는 문항이므로 검토 과정을 거쳐 확인한다.

STEP 3

전략 점검

: 현재 나의 문제풀이 전략을 계속 점검하며 수정한다

여러 번의 모의고사를 통해 문제풀이 및 검토 시간을 단축하고 정확성을 높인다. 시험의 난이도와 문항 구성에 따라 문제풀이 전략이 달라질 수 있으므로 최대한 많은 모의고사를 풀이하며 최적의 전략을 찾는다.

> 자연과학I의 경우 약 26~27개 맞히는 것을 목표로 했기 때문에, 3~4문제를 골라내는 전략을 세웠습니다. 3~4문제 중 계산 실수로 간혹 틀리는 것을 감안하여 포기할 문제 1개를 제외하면 2~3문제가 남았습니다. 이 2~3문제는 제가 특히 약한 유형이나 단원 중에 고르는 것으로 전략을 짰습니다.

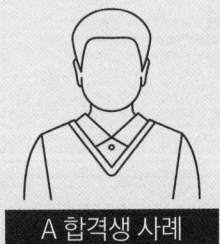
A 합격생 사례

POINT!

30개	⋯▶	자연과학I 총 문항 수
26~27개	⋯▶	꼭 맞혀야 할 문항 수
1개	⋯▶	포기할 문항 수
2~3개	⋯▶	남는 문항 수
		: 나머지 문항을 모두 풀고 시간이 남을 때 풀 문항

FINAL
실전모의고사
자연과학 I

정답과 해설
빠른답 찾기

제1회	01 ③	02 ②	03 ②	04 ③	05 ④	06 ⑤	07 ③	08 ②	09 ①	10 ③
	11 ①	12 ③	13 ①	14 ④	15 ①	16 ⑤	17 ①	18 ⑤	19 ②	20 ④
	21 ③	22 ④	23 ④	24 ①	25 ⑤	26 ②	27 ①	28 ④	29 ④	30 ⑤

제2회	01 ④	02 ②	03 ③	04 ④	05 ②	06 ①	07 ③	08 ②	09 ④	10 ①
	11 ①	12 ④	13 ①	14 ②	15 ②	16 ②	17 ⑤	18 ⑤	19 ①	20 ②
	21 ④	22 ③	23 ①	24 ④	25 ①	26 ④	27 ⑤	28 ④	29 ⑤	30 ①

제3회	01 ④	02 ⑤	03 ①	04 ③	05 ④	06 ③	07 ③	08 ⑤	09 ④	10 ⑤
	11 ②	12 ⑤	13 ⑤	14 ①	15 ①	16 ②	17 ①	18 ②	19 ③	20 ④
	21 ③	22 ④	23 ⑤	24 ⑤	25 ⑤	26 ④	27 ①	28 ④	29 ③	30 ①

제4회	01 ④	02 ⑤	03 ③	04 ②	05 ②	06 ⑤	07 ①	08 ⑤	09 ④	10 ②
	11 ②	12 ①	13 ③	14 ④	15 ①	16 ⑤	17 ②	18 ⑤	19 ②	20 ⑤
	21 ③	22 ③	23 ④	24 ①	25 ③	26 ③	27 ①	28 ④	29 ④	30 ④

제5회	01 ④	02 ③	03 ②	04 ④	05 ④	06 ⑤	07 ⑤	08 ③	09 ④	10 ⑤
	11 ③	12 ④	13 ④	14 ②	15 ①	16 ④	17 ⑤	18 ⑤	19 ④	20 ①
	21 ①	22 ②	23 ①	24 ⑤	25 ②	26 ⑤	27 ⑤	28 ④	29 ⑤	30 ②

제6회	01 ①	02 ②	03 ③	04 ④	05 ②	06 ④	07 ②	08 ⑤	09 ⑤	10 ④
	11 ②	12 ②	13 ①	14 ①	15 ①	16 ④	17 ①	18 ②	19 ④	20 ①
	21 ②	22 ③	23 ②	24 ③	25 ①	26 ③	27 ③	28 ④	29 ②	30 ④

01.   정답 ③

| 자료해석 |

이 문제는 동물세포의 구조와 기능 및 분비단백질의 분비경로에 대하여 이해하고 있는지 확인하기 위한 이해형문제이다. 진핵세포는 그들의 외부 표피의 원형질막뿐만이 아니라 세포 내부를 구획 짓는 역할을 하는 넓고 정교하게 배열된 내막을 가진다. 핵 내부에서 분비단백질 X를 암호화하는 mRNA가 생성된 후 세포질로 수송된다. 세포질에서 X의 mRNA에 리보솜(㉠)이 결합하여 번역되기 시작하는데, N-말단에 소포체 신호서열이 나타나면 신호인지입자(SRP)가 여기에 결합하여 조면소포체로 운반해서 조면소포체에서 번역이 일어나게 해준다. 조면소포체(㉡)에서 X는 접힘이 일어나고, 소포체 신호서열의 제거, 이황화결합 형성, 당사슬 첨가 등의 변형도 일어난다. 이후 X는 수송소낭을 통해 골지체로 보내진 후, 추가적인 변형이 가해진다. 추가적인 변형이 가해진 X는 분비소낭(㉢)에 담겨 골지체를 떠난 후, 세포외방출작용을 통해 세포 밖으로 분비된다.

| 정답해설 |

③ ㉢(분비소낭)이 분비단백질 X를 세포 밖으로 방출하기 위해서 세포막 쪽으로 이동할 때, 운동단백질의 도움으로 미세소관을 따라 이동한다. 따라서 ㉢의 이동에 미세소관이 필요하다는 설명은 옳다.

| 오답해설 |

① 리보솜은 단백질과 rRNA로 구성되어 있는데, 원핵세포는 3종류의 rRNA를 가지고 있고 진핵세포는 4종류의 rRNA를 가지고 있다. ㉠은 진핵세포 리보솜이므로 ㉠을 구성하는 rRNA는 3종류라는 설명은 옳지 않다.
② 약물이 해독되는 장소는 간세포의 활면소포체이다. 따라서 약물 섭취 시 ㉡(조면소포체)에서 해독된다는 설명은 옳지 않다.
④ 소포체에서 N-말단이 제거되었기 때문에 ㉣(세포 밖으로 분비된 분비단백질)에는 소포체 신호서열이 존재하지 않는다. 따라서 ㉣의 N-말단에는 개시 tRNA가 운반해온 메티오닌이 존재하지 않는다.
⑤ 피루브산 탈수소효소 복합체는 미토콘드리아 기질에서 작용하는 효소인데, 이 효소는 자유리보솜에서 합성된 후 미토콘드리아로 보내진다. 따라서 ㉡(조면소포체)에서 피루브산 탈수소효소 복합체가 합성된다는 설명은 옳지 않다.

02.   정답 ②

| 자료해석 |

이 문제는 종양백신에 대해 이해하고 있는지 확인하기 위한 이해형문제이다. 종양의 면역치료는 종양에 대한 약한 숙주면역 반응을 항진하거나 종양특이 항체나 T림프구를 접종해주는 수동면역에 목적을 둔다. 종양을 갖는 개체에게 죽은 종양세포나 종양항원으로 면역접종을 시행하면 종양에 대한 면역반응이 강화된다. 종양에 대한 몇 가지 백신이 고안되었는데, 하나는 종양항원에 노출시킨 수지상세포(B)를 백신으로 이용하는 것이다. 다른 하나는 미감작 CD8$^+$T세포에 특이적인 종양특이항원을 암호화하는 유전자를 이용하여 제작한 재조합벡터를 도입시켜 얻은 수지상세포(A)를 종양백신으로 이용하는 것이다. 이러한 백신이 종양환자에게 주사되면, 환자의 종양에 대한 면역반응을 강화시킬 수 있다.

| 정답해설 |

ㄴ. 문제에서 주어진 그림은 세포 B(종양항원에 노출시킨 수지상세포)를 종양환자에 주입하여 종양환자의 세포인 세포 C(미감작 CD8$^+$T세포)가 활성화되도록 함으로써 종양세포를 제거할 수 있는 종양항원-특이 세포독성T세포가 생성되게 하는 치료과정을 나타낸 것이다. 이러한 치료가 원활히 진행되기 위해서는 세포 B의 MHC 타입은 세포 C와 동일한 것을 사용해야 한다. 그래야만 이식거부반응의 문제를 일으키지 않으면서 세포 C를 활성화시킬 수 있다.

| 오답해설 |

ㄱ. 문제에서 주어진 그림을 살펴보면 ㉠은 세포 C(미감작 CD8$^+$T세포)의 T세포수용체(TCR)에 의해 인식되는 것을 확인할 수 있다. 이것은 ㉠이 1종 MHC 분자임을 말해준다. 따라서 '㉠은 2종 MHC 분자이다'라는 설명은 옳지 않다.
ㄷ. (가) 과정은 보조T세포의 자극이 없이도 진행될 수 있다. 따라서 (가) 과정은 보조T세포의 특이적인 자극이 반드시 필요하다는 설명은 옳지 않다.

03.

정답 ②

| 자료해석 |

이 문제는 여성 생식의 호르몬 조절에 대해 이해하고 있는지 확인하기 위한 이해형문제이다. 여성의 경우 호르몬의 분비는 주기에 따라 증가하고 감소하는데, 이러한 주기를 난소주기라고 한다. 난소주기는 배란을 기준으로 여포가 자라고 제2난모세포가 발달하는 배란 전 단계(배란전기)와 여포가 황체가 된 후의 배란 후 단계(배란후기)로 나뉜다.

배란전기 초반부에 시상하부에서 GnRH가 분비되고 뇌하수체로부터 소량의 FSH와 LH가 분비된다. 이들의 자극에 의해 여포가 발달하는데, 생장하는 여포로부터 스테로이드 호르몬인 에스트로겐이 분비된다. 여포가 성숙하면서 더 많은 양의 에스트로겐이 분비되면 배란전기 후반부에 높은 혈중 농도의 에스트로겐(호르몬 Y)은 시상하부와 뇌하수체를 양성되먹임하여 LH(호르몬 X)의 혈중 농도가 급상승하게 된다. LH의 농도가 급격히 증가하게 되면 배란이 유도되는데, 성숙한 여포에서 제2난모세포가 방출되고 남은 여포조직은 황체로 전환된다. 황체에서는 스테로이드 호르몬인 에스트로겐(호르몬 Y)과 프로게스테론(호르몬 Z)을 분비하는데, 이들은 뇌하수체에 음성되먹임으로 작용하여 FSH와 LH의 분비를 억제한다. 배란후기 후반부에는 LH의 분비 감소로 황체가 퇴화되면서 난소호르몬들의 혈중 농도도 감소하는데, 이로 인해 자궁내벽이 파괴되는 월경이 시작되면서 새로운 생식주기가 다시 시작된다.

| 정답해설 |

ㄴ. 배란을 유도하는 호르몬인 호르몬 X는 LH이다. 성인 남성에서 LH는 레이디히세포를 자극하여 테스토스테론을 분비하게 하므로, 주어진 설명은 옳다.

| 오답해설 |

ㄱ. ㉠(배란된 생식세포)는 감수 Ⅱ분열 중기에서 세포분열이 멈춰있는 세포이다. 감수 Ⅱ분열에서는 비자매염색분체 간의 교차가 일어나지 않으므로, ㉠(배란된 생식세포)의 염색체에서 키아즈마가 발견된다는 설명은 옳지 않다.

ㄷ. 임신 후반부에 자궁에서 옥시토신 수용체를 유도하여 분만이 잘 일어날 수 있도록 돕는 호르몬은 호르몬 Z(프로게스테론)가 아니라 호르몬 Y(에스트로겐)이다. 따라서 주어진 설명은 옳지 않다.

04.

정답 ③

| 자료해석 |

이 문제는 하디-바인베르크 평형에 대해 이해하고 있는지 확인하기 위한 분석·종합·평가형문제이다. 문제에서 주어진 가계도를 살펴보면, 유전질환 X를 가지지 않는 Ⅰ-1과 Ⅰ-2 사이에서 유전질환을 갖는 Ⅱ-1이 태어났으므로 유전질환 X는 열성 유전질환인 것을 알 수 있다. 또한 유전질환 X를 갖는 여자인 Ⅱ-1의 아버지(Ⅰ-2)는 정상이므로, 유전질환 X를 나타내게 하는 유전자는 X 염색체에 존재하지 않고 상염색체에 존재한다는 것을 알 수 있다.

문제에서 가계 Y가 속한 집단(population)에서 유전질환 X를 가지는 환자의 비율은 4%이며 이 집단은 하디-바인베르크의 평형이 유지되고 있다고 하였으므로, 유전질환 X 대립유전자의 빈도(q)는 $0.2(=\sqrt{0.04}$)이다. 따라서 정상 대립유전자 빈도(p)는 $0.8(=1-0.2)$이다.

| 정답 및 오답해설 |

Ⅱ-2가 동일 집단 내의 유전질환 X가 없는 여자(Ⅱ-3)와 결혼해서 아이를 낳았을 때 그 아이가 유전질환 X를 가지려면, Ⅱ-2와 Ⅱ-3은 이형접합자이어야만 한다. Ⅱ-2가 이형접합자일 확률은 $\frac{2}{3}$이다. Ⅱ-3이 이형접합자일 확률은 $\frac{2pq}{p^2+2pq}$로 계산될 수 있으므로, $\frac{1}{3}(=\frac{0.32}{0.64+0.32})$이다. 모두 이형접합성인 부모에서 열성동형접합성인 아이가 태어날 확률은 $\frac{1}{4}$이므로, 이형접합성인 Ⅱ-2가 이형접합성인 Ⅱ-3과 결혼해서 아이를 낳았을 때 그 아이가 유전질환 X를 가질 확률은 $\frac{1}{18}(=\frac{2}{3}\times\frac{1}{3}\times\frac{1}{4})$이다.

05. 정답 ④

| 자료해석 |

이 문제는 열성상위에 대해 이해하고 있는지 확인하기 위한 분석·종합·평가형문제이다. 문제에서 주어진 자료를 살펴보면, dd의 표현형이 B_나 bb의 상위에 있다(열성 상위). 문제에서 제시한 가계도를 살펴보면, Ⅰ-1과 Ⅰ-2의 유전자형은 모두 BbDd인 것을 알 수 있다. Ⅱ 세대 구성원들의 유전자형은 다음과 같다.
Ⅱ-1(bbDd), Ⅱ-2(BbDd), Ⅱ-3(__dd), Ⅱ-4(bbD_), Ⅱ-5(BbDd), Ⅱ-6(bbDd)

| 정답해설 |

ㄴ. Ⅲ 세대의 모든 구성원들의 유전자형은 정확히 알 수 없다. Ⅲ 세대의 구성원들의 유전자형은 다음과 같다.
Ⅲ-1(BbD_), Ⅲ-2(_bdd), Ⅲ-3(bbD_), Ⅲ-4(BbD_), Ⅲ-5(bbD_), Ⅲ-6(BbD_), Ⅲ-7(_bdd)

ㄷ. 검정색 털 생쥐(BbDd)끼리 교배하면, 자손의 표현형은 검정색(B_D_):갈색(bbD_):베이지색(__dd)이 9:3:4로 나온다.

| 오답해설 |

ㄱ. Ⅱ-1과 Ⅱ-5을 교배하면, 자손에서 검정색:갈색:베이지색이 3:3:2의 비로 나타난다. 따라서 검정색과 베이지색이 동일한 비율로 나타난다는 설명은 옳지 않다.

06. 정답 ⑤

| 자료해석 |

이 문제는 루비스코의 두 가지 촉매활동에 대해 이해하고 있는지 확인하기 위한 이해형문제이다. 루비스코(효소 ㉠)는 RuBP(ribulose 1,5-bisphosphate)와 CO_2를 결합하여 3PG(3-phosphoglycerate)를 생산하는 카르복실화 반응을 촉매하는 효소(카르복실화효소(carboxylase))로 기능할 뿐만 아니라, RuBP와 O_2를 결합하여 글리콜산을 생산하는 반응을 촉매하는 효소(산소화효소(oxygenase))로도 기능한다.
CO_2에 대한 루비스코의 친화력은 O_2에 대한 루비스코에 대한 친화력보다 더 강하므로, 일반적인 환경에서 공기 중의 CO_2 농도가 O_2 농도보다 낮더라도 카르복실화 반응이 우세하여 캘빈회로가 진행된다. 하지만 잎 안의 O_2 농도가 CO_2 농도 보다 월등히 높을 경우에는 루비스코의 산화효소 활성이 주로 나타나 광호흡이 많이 일어난다. 특히, 고온 건조한 환경에서 식물은 수분손실을 줄이기 위해 기공(stomata)을 닫는데, 그 결과 잎 내부와 외부 환경 사이의 기체교환도 막히게 된다. 기체의 출입이 막히게 되면, 광합성에 의해 잎 내부의 CO_2 농도는 감소하고 O_2 농도는 증가하여 광호흡이 빈번히 일어나게 된다. 광호흡 결과 생성된 글리콜산은 퍼옥시좀 안으로 확산된 후 글리신으로 전환된다. 글리신은 미토콘드리아로 이동한 후, 2분자의 글리신이 1분자의 세린으로 전환되면서 CO_2를 방출한다. 세린은 다시 퍼옥시좀으로 돌아간 후, 글리세르산으로 전환된다. 글리세르산은 엽록체로 이동하여 3PG로 전환되는데, 3PG는 캘빈회로로 합류한다.

| 정답해설 |

ㄴ. 자료해석에서 설명하였듯이, 엽록체에서 일어나는 광호흡에 의해 생성된 글리콜산은 퍼옥시좀으로 확산되어 글리신으로 전환된다. 따라서 주어진 설명은 옳다.

ㄷ. 낮 동안 기공이 닫힌 경우에는 기공을 통해 외부 환경과 기체교환을 하지 못해 잎 내부의 O_2 농도가 높아지고 CO_2 농도는 낮아지게 된다. 그 결과 루비스코(효소 ㉠)의 산화효소 활성은 높아지고 카르복실화효소 활성은 낮아진다. 따라서 주어진 설명은 옳다.

| 오답해설 |

ㄱ. 식물 A는 C_3 식물이므로 엽육세포에서 캘빈회로가 진행된다. 따라서 식물 A는 유관속초세포에서 캘빈회로가 진행된다는 설명은 옳지 않다.

07.

정답 ③

| 자료해석 |

이 문제는 알칼리 용해법(alkaline lysis)을 이용하여 플라스미드 DNA를 분리하는 방법에 대해 이해하고 있는지 확인하기 위한 이해형문제이다. 알칼리 용해법은 크게 세 과정으로 나눌 수 있는데 첫째는 세포를 파괴하는 용해 단계이고, 둘째는 단백질을 제거하고 DNA를 변성시키는 단계이며, 마지막 단계는 중화 단계이다. 이를 위해 3종류 용액(용액 Ⅰ, Ⅱ, Ⅲ)을 사용하는데, 용액 Ⅰ(50 mM glucose, 10 mM EDTA, 25 mM Tris-HCl, pH 8.0)은 수확한(침전된) 박테리아를 현탁시키는 용액이다. 용액 Ⅱ(0.2 N NaOH, 1% SDS)에 들어 있는 SDS는 세포막을 파괴하는 작용을 하며, NaOH는 DNA를 변성시키는 작용을 한다. 용액 Ⅲ(3 M potassium acetate, pH 4.8)에 들어 있는 potassium acetate는 변성되었던 DNA를 짧은 시간에 급속히 재생시키는데, 이 과정에서 크기가 작은 플라스미드 DNA는 재생되어 용액에 용해되지만 크기가 큰 박테리아 DNA는 재생되지 못하고 엉기어 침전된다. 이어서 원심분리를 실시하면 단백질과 박테리아 DNA, 세포 부스러기는 침전물로 가라앉게 되고 플라스미드 DNA만 상층액에 남아 있게 된다. 이제 에탄올로 플라스미드 DNA를 침전시킨 후, 다시 TE 완충용액에 녹여 농축된 플라스미드 DNA 용액을 얻는다.

| 정답해설 |

③ (나) 과정(용액 Ⅲ을 처리하여 용액을 중화시키는 과정)에서 potassium acetate는 용액을 중화시키는 작용을 하여 변성되었던 DNA가 다시 재생될 수 있게 한다. 이 과정에서 중화가 빠른 시간 동안에 급속히 일어나므로 크기가 작은 플라스미드 DNA는 재생되어 용액에 용해되지만 크기가 큰 박테리아 DNA는 대부분 재생되지 못하고 서로 엉기어 침전된다.
따라서 (나) 과정에서 처리한 중화제(potassium acetate)는 박테리아 DNA를 모두 재생시킨다는 설명은 옳지 않다.

| 오답해설 |

① SDS는 계면활성제로 세포막을 구성하고 있는 인지질과 상호작용하여 세포막이 이중층 구조를 유지하지 못하게 방해한다. 따라서 (가) 과정에서 SDS는 세포막을 파괴한다는 설명은 옳다.

② (가) 과정에서 NaOH는 용액의 pH를 높여 질소 염기들 사이에서 수소결합이 형성되지 못하게 함으로써 박테리아 DNA를 변성시키는 작용을 한다.

④ 에탄올은 DNA의 용해도를 감소시키는 작용을 한다. 따라서 DNA의 용해도는 에탄올이 들어 있지 않은 ㉠ 용액이 에탄올이 들어 있는 ㉡ 용액보다 더 크다.

⑤ 크기가 작은 단일 가닥 분자인 RNA는 위의 실험 과정 동안에 플라스미드 DNA와 함께 이동한다. 따라서 ㉢ 용액에는 RNA가 일부 포함되어 있다는 설명은 옳다.

## 08.	정답 ②

| 자료해석 |

이 문제는 심실근 세포의 수축과정에 대해 이해하고 있는지 확인하기 위한 적용형문제이다. 골격근의 활동전위와 같이 심실근세포 활동전위의 상승도 전압개폐성 Na^+ 통로가 열림으로써 일어난다. 즉, 전압개폐성 Na^+ 통로(ⓒ)의 열림과 전압개폐성 K^+ 통로(㉠)의 닫힘에 의해 활동전위 '상승기'가 나타난다. 하지만 골격근 섬유와 달리, 심실 근세포는 전압개폐성 Ca^{2+} 통로(ⓒ)의 지속적인 개방에 의해 오랫동안 탈분극이 유지되는 '안정기'가 나타난다. 골격근과 마찬가지로 심장근도 Ca^{2+}이 트로포닌에 결합할 때 수축된다. 수축을 마치고 심실이 다시 채워지기 위해서는 Ca^{2+}은 심실세포의 근형질에서 빠르게 제거되어야 한다. 그러므로 전압개폐성 Ca^{2+} 통로는 닫히게 되고 전압개폐성 K^+ 통로가 열림으로써 심실 근육세포의 활동전위가 하강하는 '하강기'(ⓑ)가 나타난다. 근형질 내의 Ca^{2+}은 전압개폐성 Ca^{2+} 통로의 닫힘뿐만 아니라, 근소포체막과 세포막에 존재하는 Ca^{2+} 펌프의 능동수송에 의해서도 근형질 밖으로 방출된다. 이를 통해 근형질 내 Ca^{2+}은 다음 활동전위에 의해 또 다른 Ca^{2+} 방출과 근수축이 유발될 때까지 낮은 수준으로 유지된다.

| 정답해설 |

ㄷ. 구간 ⓑ는 활동전위 하강기이다. 이 시기 동안 전압개폐성 Ca^{2+} 통로는 닫혀있으므로 이 통로를 통한 Ca^{2+}의 수송은 없다. 하지만 가로무늬근 A의 근소포체막과 원형질막에 존재하는 Ca^{2+} 펌프에 의한 능동수송을 통해 Ca^{2+}이 근소포체 내부로 저장되고 세포 밖으로 방출된다. 따라서 가로무늬근 A는 구간 ⓑ에서 ⓒ에 의해 수송되는 이온을 능동수송을 통해 세포외부로 방출한다는 설명은 옳다.

| 오답해설 |

ㄱ. ㉠에 의해 수송되는 이온은 K^+이다. 구간 ⓐ는 휴지상태인데, 이 시기에 K^+은 K^+ 통로를 통해 농도가 높은 세포 내부에서 농도가 낮은 세포 외부로 확산된다. 따라서 주어진 설명은 옳지 않다.

ㄴ. ⓒ은 Na^+ 통로이고 ⓒ은 Ca^{2+} 통로이다. 따라서 ⓒ과 ⓒ은 서로 다른 유형의 Ca^{2+} 이온 통로라는 설명은 옳지 않다.

## 09.	정답 ①

| 자료해석 |

이 문제는 활면소포체의 기능과 포도당신생합성에 대해 이해하고 있는지 확인하기 위한 이해형문제이다. 문제에서 주어진 그림 (가)에서 오른쪽에서 왼쪽으로 진행되는 대사경로는 해당과정(glycolysis)이고 왼쪽에서 오른쪽으로 진행되는 대사경로는 포도당신생합성(gluconeogenesis)이다. (가)에 나타나있는 화합물은 왼쪽부터 3-인산 글리세르산(3PG), 1,3-비스포스포글리세르산(DPG), 글리세르알데히드 3-인산(G3P)이다. 그림 (나)의 세포소기관 X는 활면소포체이다. 그림 (나)에서 살펴볼 수 있는 것처럼, 활면소포체에서는 글리코겐이 포도당으로 분해되는 대사경로의 마지막 단계(혹은 포도당신생합성의 마지막 단계)가 일어나 간세포에서 혈액으로 분비되는 포도당의 양이 조절된다.

| 정답해설 |

ㄱ. (나)의 현상은 혈당량이 부족할 때 이자에서 분비된 글루카곤에 의해 촉진된다. 글루카곤은 반응 ㉠(포도당신생합성)은 촉진하고 반응 ⓒ(해당과정)은 억제한다. 따라서 (나)의 현상은 반응 ⓒ이 활발하게 일어날 때보다 반응 ㉠이 활발하게 일어날 때 더 자주 관찰된다는 설명은 옳다.

| 오답해설 |

ㄴ. 세포소기관 X는 리소좀이 아니라 활면소포체이다.

ㄷ. 간세포 세포막에 존재하는 포도당 수송체인 ⓐ는 GLUT2이다. 인슐린은 간세포 세포막에서 ⓐ의 수를 증가시키지 않는다. 대신 인슐린은 근육세포나 지방세포의 세포막에서 포도당 수송체인 GLUT4의 수를 증가시키는 역할을 한다.

10. 정답 ③

| 자료해석 |

이 문제는 진핵세포가 체세포분열을 진행하는 동안 염색체의 변화에 대해 이해하고 있는지 확인하기 위한 이해형문제이다. S기에 DNA 복제가 일어나면, 자매염색분체는 코헤신(㉠)에 의해 서로 연결되어 있게 되는데, 전기에서 중기로 진행하는 동안 대부분의 코헤신은 제거되고 동원체에만 일부 남아있게 된다.

중기에서 후기로 진행하는 동안((가)) 세퍼레이즈(separase)가 남아있던 코헤신을 분해하면, 자매염색분체는 서로 분리되고 양 방추체극으로 이동한다. 중기 때 세퍼레이즈는 세큐린(securin)에 의해 활성이 억제되어 있는데, 활성화된 후기촉진복합체(APC)가 세큐린의 분해를 유도하면서 세퍼레이즈는 활성화된다.

| 정답해설 |

ㄷ. (가) 과정이 진행하는 동안 양 방추체극에서 뻗어 나온 비방추사부착점 미세소관(극성 미세소관)의 겹쳐진 부분에서 미세소관에 결합되어 있던 운동단백질이 각 미세소관을 반대 방향으로 밀어내기 때문에 이들의 방추체극은 서로 멀어지게 되고 세포는 신장된다. 따라서 (가) 과정에서 방추체극은 서로 멀어진다는 설명은 옳다.

| 오답해설 |

ㄱ. 중기에서 후기로 넘어갈 때 후기촉진복합체(APC)에 의해 MPF를 구성하고 있는 cyclin B가 분해되어 MPF는 불활성화된다. 따라서 (가) 과정에서 MPF 활성은 계속 유지된다는 설명은 옳지 않다.

ㄴ. ㉠은 자매염색질을 서로 연결시키는 단백질인 코헤신(cohesin)이다. 따라서 주어진 설명은 옳지 않다. 콘덴신(condensin)은 각각의 염색분체를 응축시키는 단백질이다.

11. 정답 ①

| 자료해석 |

이 문제는 척추동물 망막에서의 정보처리에 대해 이해하고 있는지 확인하기 위한 이해형문제이다. 광수용기는 빛 자극을 받으면 Na^+의 유입이 감소하여 과분극되고, 그로 인해 신경전달물질의 분비량이 감소한다. 문제에서 주어진 자료를 살펴보면, 광수용기에 빛 자극을 주었을 경우 쌍극세포에서 과분극이 일어난 것으로 보아 광수용기와 쌍극세포는 흥분성 시냅스를 맺고 있음을 알 수 있다.

| 정답해설 |

ㄴ. 척추동물 망막에서 광수용기는 쌍극세포보다 수정체로부터 더 멀리 위치한다. 따라서 "눈에 빛을 비추었을 때 빛이 진행하는 방향을 화살표로 표시한 것은 (나)이다"라는 설명은 옳다.

| 오답해설 |

ㄱ. 광수용기는 빛 자극을 받으면 Na^+의 유입이 감소하여 과분극된다.

ㄷ. 자료해석에서 살펴본 바와 같이, 문제에서 주어진 자료를 통해 광수용기와 쌍극세포는 흥분성 시냅스를 맺고 있는 것을 알 수 있다. 따라서 ㉠은 쌍극세포의 세포막에서 Na^+의 투과도를 증가시킬 가능성이 크다. 신경전달물질의 자극에 의해 시냅스후 세포막에서 Cl^-의 투과도가 증가되는 것은 억제성 시냅스에서 볼 수 있다.

12. 정답 ③

| 자료해석 |

A - 조용한 호흡, B - 얕은 호흡, C - 깊은 호흡
모든 호흡의 일부는 기도에 남기 때문에 호흡계로 들어오는 공기의 일부는 폐포에 도달하지 못하며, 이를 사강이라 한다. 따라서 폐포 환기량 = 환기율 ×(1회 호흡량-사강)이다.

| 정답해설 |

ㄷ. C는 깊은 호흡이며 폐포 환기량이 4,800 mL로 증가되어 폐포의 산소분압이 A보다 더 높다.

| 오답해설 |

ㄱ. A에서 폐포 환기량은 분당 4,200 mL이다.
ㄴ. B는 얕은 호흡이며, 능동적 호식에 사용되는 복근과 내늑간근이 수축하지 않는다.

13. 정답 ①

| 자료해석 |

이 문제는 전사인자에 의한 유전자의 발현조절을 이해하기 위해 수행한 실험을 분석 및 종합한 후 주어진 보기가 옳은지 평가하는 분석·종합·평가형문제이다.
문제에서 제시한 그림 (나)를 살펴보면, 아무 것도 처리 안한 대조군(레인 1)에 비해 GAL4를 처리한 경우(레인 2)는 전사량이 조금 늘어나는 것을 확인할 수 있다. 또한 레인 3, 4, 5, 6의 결과를 살펴보면, 단백질 X는 단독으로 GAL4 결합자리에 결합하여 전사를 촉진하지 못한다는 것을 알 수 있다. 하지만, 레인 7, 8, 9, 10의 결과를 통해 단백질 X는 GAL4와 상호작용하여 GAL4가 GAL4 결합자리에 더 잘 결합할 수 있도록 해준다는 것을 알 수 있다.

| 정답해설 |

ㄱ. 자료해석에서 살펴본 바와 같이, 문제에서 주어진 실험을 통해 단백질 X는 GAL4와 상호작용하여 전사를 촉진한다는 것을 알 수 있다.

| 오답해설 |

ㄴ. 그림 (나)를 얻는 실험에서는 [α-^{32}P]UTP를 기질로 이용하여 전사체를 얻었기 때문에, 혼성화 탐침을 이용하지 않고도 전기영동 결과를 블롯팅한 후 자기방사법으로 곧바로 확인할 수 있다. 따라서 (나)의 실험 결과를 얻기 위해서는 전사체에 상보적인 혼성화 탐침을 이용하는 노던블롯팅 과정이 반드시 필요하다는 설명은 옳지 않다.
ㄷ. 자료해석에서 살펴본 바와 같이, 단백질 X는 GAL4없이 단독으로 전사를 활성화시킬 수 없다. 따라서 GAL4 결합자리에 결합하지 않는다고 추론할 수 있다.

14. 정답 ④

| 자료해석 |

이 문제는 운동 후 젖산 제거에 대해 이해하고 있는지 확인하기 위한 적용형문제이다. 고강도 운동을 하는 동안 거의 최대의 수준으로 산소가 소비되고 호흡속도가 빨라지는데, 그럼에도 불구하고 활동 중인 근육에서는 젖산발효가 활발히 일어나 혈중 젖산 농도가 증가하게 된다. 그 이후 회복하는 동안 산소 소비가 서서히 감소되고 호흡속도는 정상으로 되돌아간다. 문제에서 주어진 자료를 살펴보면, 회복 시 '운동 안함'보다 '가벼운 운동을 함'에서 젖산이 더 빠르게 제거되는 것을 확인할 수 있다. 이것은 가벼운 운동으로 인해 젖산 산화가 증가되었기 때문이다.

| 정답해설 |

ㄴ. 고강도 운동 후 회복하는 동안 혈중 젖산 농도가 감소한다. 감소하는 이유 중의 하나는 혈중 젖산이 간세포로 들어가 포도당신생합성(gluconeogenesis)에 이용되었기 때문이다.

ㄷ. '가벼운 운동을 함'에서 구간 Ⅰ동안 더 빠른 속도로 혈중 젖산 농도가 감소했으므로, 신체에서 젖산을 산화시키는 양은 '운동 안함'보다 '가벼운 운동을 함'에서 더 크다는 것을 알 수 있다.

| 오답해설 |

ㄱ. 문제에서 주어진 자료를 살펴보면, 가벼운 운동을 하면서 회복하는 동안 혈중 젖산 농도가 감소하는 것을 확인할 수 있다. 이것은 가벼운 운동을 하면서 회복하는 동안 근육에서 혈액으로 제공되는 젖산의 양은 혈액에서 제거되는 젖산의 양보다 적다는 것을 말해준다.

15. 정답 ①

| 자료해석 |

이 문제는 DNA 복제에 대해 이해하고 있는지 확인하기 위한 적용형문제이다. 문제에서 제시한 지체가닥(lagging strand)에서 일어나는 반응을 나타낸 그림은 새롭게 합성된 오카자키 절편(사슬 1)이 이미 합성된 기존의 사슬(사슬 2)에 연결되는 과정을 나타낸 것이다. 이 반응을 촉매하는 효소 X는 DNA 연결효소인데, DNA 연결효소는 NAD^+나 ATP 등의 에너지를 소비하면서 하나의 DNA 폴리뉴클레오타이드 사슬을 다른 DNA 폴리뉴클레오타이드 사슬에 연결시키는 반응을 촉매한다.

| 정답해설 |

ㄱ. ⓒ이 ㉠에 연결되는 반응은 사슬 2의 RNA 프라이머를 DNA로 교체하는 DNA 중합효소 Ⅰ에 의해 수행되었을 것이고 ㉣이 ㉢에 연결되는 반응은 DNA 중합효소 Ⅲ에 의해 수행되었을 것이다. 따라서 ⓒ이 ㉠에 연결되는 반응보다 ㉣이 ㉢에 연결되는 반응이 더 먼저 일어났다는 설명은 옳다.

| 오답해설 |

ㄴ. ㉠~㉣은 모두 DNA 뉴클레오타이드이다. 따라서 ㉣의 5 탄당은 2번 탄소에 수산기를 가진다는 설명은 옳지 않다.

ㄷ. 효소 X는 선도가닥(leading strand)에서도 작용한다. 선도가닥에서도 효소 X가 프라이머가 제거된 5´ 말단을 바로 옆에 존재하는 DNA 가닥(지연가닥)에 연결한다.

16.

정답 ⑤

| 자료해석 |

이 문제는 헤모글로빈의 해리곡선에 대해 이해하고 있는지 확인하기 위한 적용형문제이다. 헤모글로빈은 4개의 폴리펩티드 사슬로 되어 있고 각각의 폴리펩티드 사슬은 헴(heme)기를 가지고 있는데, 헴기는 한 분자의 산소와 결합하므로 하나의 헤모글로빈은 최대 4분자의 산소와 결합할 수 있다. 산소분압이 매우 낮아 산소가 하나도 결합하고 있지 못한 헤모글로빈의 입체 구조는 산소에 대한 저친화력 상태로 존재한다. 산소분압이 조금 높아지면 4개의 소단위 중 어느 하나의 소단위만 O_2와 결합하는데, 이러한 결합은 헤모글로빈의 입체 구조를 고친화력 상태로 변화시켜 다른 소단위의 산소에 대한 친화력이 증가된다. 이러한 현상을 협동(positive cooperativity)이라 하는데, 이로 인해 헤모글로빈 해리곡선은 S자형으로 나타난다. 미오글로빈은 근육에 존재하는 호흡색소로 산소를 저장하는 역할을 한다. 미오글로빈은 하나의 헴기를 가지고 있는 하나의 폴리펩티드 사슬로 이루어져 있어 한 분자의 산소와만 결합할 수 있는데, 미오글로빈은 산소에 대한 친화력이 헤모글로빈보다 높아서 낮은 산소분압에서도 산소를 취하여 보유할 수 있다. 즉, 미오글로빈은 활발히 활동하는 근육에서 산소분압이 매우 낮아졌을 때 근육세포에게 산소를 제공하는 기능을 수행한다. 미오글로빈의 경우는 협동(positive cooperativity)이 나타나지 않기 때문에 미오글로빈 해리곡선은 S자형으로 나타나지 못하고 쌍곡선형으로 나타난다.

| 정답해설 |

ㄱ. P_{50}은 호흡색소가 산소로 50% 포화될 때의 산소 분압이라고 하였다. 문제에서 주어진 그래프를 살펴보면, 미오글로빈의 P_{50}은 약 5 mmHg이고 헤모글로빈의 P_{50}은 약 30 mmHg인 것을 확인할 수 있다. 따라서 P_{50}은 미오글로빈이 헤모글로빈보다 더 작다는 설명은 옳다.

ㄴ. 문제에서 휴식 시 조직의 산소분압은 40 mmHg라고 하였으므로 주어진 그래프를 통해 근육조직에서 미오글로빈의 산소포화도는 90%가 넘고 헤모글로빈의 산소포화도는 80%가 안 된다는 것을 확인할 수 있다. 따라서 휴식 시 근육조직에서 $\dfrac{\text{산소와 결합한 특정 호흡색소의 수}}{\text{특정 호흡색소의 전체 수}}$ 값은 미오글로빈이 헤모글로빈보다 더 높다는 설명은 옳다.

ㄷ. H^+은 헤모글로빈에 결합하여 헤모글로빈의 형태를 변화시킴으로써 헤모글로빈의 산소에 대한 친화도를 감소시킨다. 따라서 H^+은 헤모글로빈의 P_{50} 값을 높인다는 설명은 옳다.

17.

정답 ①

| 자료해석 |

이 문제는 미토콘드리아의 구조적 특징과 화학삼투적 인산화에 대해 이해하고 있는지 확인하기 위한 분석·종합·평가형 문제이다. 문제에서 주어진 실험의 (가)~(다) 과정은 미토콘드리아 내막 분획을 얻는 과정이다. <실험 과정> (다)에서 얻은 소낭 Ⅰ을 살펴보면, 소낭 Ⅰ은 온전한 미토콘드리아에서 볼 수 있는 것과 동일한 방향(right side out)으로 ATP 합성효소가 위치하는 것을 확인할 수 있다. 반면 소낭 Ⅱ에서는 ATP 합성효소가 위치하는 방향이 정상적인 방향과 반대 방향(inside out)임을 알 수 있다.

| 정답 및 오답해설 |

<실험 과정> (라)에서는, 실험 과정 (다)에서 얻은 각 소낭을 pH 5인 완충용액에 충분한 시간 동안 담가놓은 후 pH 8인 완충용액으로 옮겨 배양하였는데, 이렇게 하면 소낭 내부에서 외부 쪽으로 H^+의 농도기울기가 형성된다. 따라서 소낭 Ⅰ의 경우는 ATP가 생성되지 않을 것이지만, 소낭 Ⅱ의 경우는 ATP가 소낭 외부에서 생성될 것이다. <실험 과정> (마)에서는, 실험 과정 (다)에서 얻은 각 소낭을 pH 8인 완충용액에 충분한 시간 동안 담가놓은 후 pH 5인 완충용액으로 옮겨 배양하였는데, 이렇게 하면 소낭 외부에서 내부 쪽으로 H^+의 농도기울기가 형성된다. H^+의 농도기울기만 고려하면 소낭 Ⅰ의 내부에서 ATP가 생성되어야 하겠지만, ADP와 Pi는 소낭 외부의 완충용액만 들어있으므로 소낭 Ⅰ과 소낭 Ⅱ 모두에서 ATP가 생성되지 못할 것이다. 따라서 위에서 설명한 것과 같이 연결되어 있는 ①번이 정답이다.

18.   정답 ⑤

| 자료해석 |

이 문제는 시상하부-뇌하수체-성장호르몬 내분비축(endocrine axis)에 대해서 이해하고 있는지 확인하기 위한 적용형문제이다. 문제에서 제시한 그림을 살펴보면, 사춘기 환자 A와 B는 인슐린-유사 성장인자-1(IGF-1)의 분비가 모두 감소되어 있으므로 정상적으로 성장하지 못해 키가 작은 증상을 보일 것이다. 환자 A를 좀 더 자세히 살펴보면, 혈장의 IGF-1의 분비 감소는 시상하부에서 성장호르몬분비호르몬(GHRH)의 분비가 감소되었기 때문에 나타난 결과임을 알 수 있다. 따라서 환자 A는 성장호르몬분비호르몬 유전자에 결함이 있을 것이다. 환자 B를 좀 더 자세히 살펴보면, 혈장의 IGF-1의 분비 감소는 뇌하수체 전엽에서 성장호르몬(GH)의 분비가 감소되었기 때문에 나타난 결과임을 알 수 있다. 따라서 환자 B는 성장호르몬분비호르몬 수용체 유전자에 결함이 있을 것이다.

| 정답해설 |

ㄱ. 자료해석에서 살펴본 바와 같이, 환자 A는 시상하부에서 성장호르몬분비호르몬(GHRH)의 분비가 감소되었기 때문에 증상이 나타난 것이다. 즉, 뇌하수체 전엽은 정상이므로 환자 A는 성장호르몬분비호르몬의 투여로 증상을 개선할 수 있을 것이다.

ㄴ. 자료해석에서 살펴본 바와 같이, 문제에서 주어진 자료를 통해 환자 B는 성장호르몬분비호르몬 수용체 유전자에 결함을 가지고 있을 수 있다는 것을 알 수 있다.

ㄷ. 환자 B는 인슐린-유사 성장인자-1(IGF-1)의 분비가 감소되어 있으므로 정상적으로 키가 자라지 못해 또래 친구들보다 키가 작을 것이다.

19.   정답 ②

| 자료해석 |

이 문제는 오페론 조절에 대해 이해하고 있는지 확인하기 위한 분석·종합·평가형문제이다. 오페론은 프로모터, 작동자, 구조유전자로 구성되어있다. 유도성 오페론인 젖당 오페론에서는 항상 발현되는 lac 억제자가 작동자에 결합하여 오페론의 발현을 억제한다. 만일 젖당이 존재하게 되면 유도자로 작용하는 알로락토오스 형태로 전환된 후 lac 억제자에 결합하여 lac 억제자를 불활성화시킨다. 그 결과 lac 프로모터에 RNA 중합효소가 결합할 수 있게 되어, lac 오페론이 발현된다.

문제에서 제시한 실험의 결과를 살펴보면, 재조합 벡터 X가 도입된 대장균에서는 lac 오페론 프로모터를 활성화시키는 IPTG(젖당 유사체)의 처리 시 GFP가 발현한 것을 확인할 수 있다. 이를 통해 재조합 벡터 X에 삽입된 DNA 조각은 lac 프로모터에 영향을 주지 않는 것을 알 수 있다. 또한 재조합 벡터 Y가 도입된 대장균에서는 lac 오페론 프로모터를 활성화시키는 IPTG의 처리 시 GFP가 발현하지 못한 것을 확인할 수 있는데, 이를 통해 재조합 벡터 Y에 삽입된 DNA 조각은 lac 프로모터를 억제한다는 것을 알 수 있다. 한편 재조합 벡터 Z가 도입된 대장균에서는 lac 오페론 프로모터를 활성화시키는 IPTG의 처리 시 GFP가 발현하지 못했지만, 물질 ⓐ를 처리 시에는 GFP가 발현한 것을 확인할 수 있다. 이를 통해 재조합 벡터 Z에 삽입된 DNA 조각은 lac 프로모터를 억제하지만 물질 ⓐ에 의해 활성이 유도되는 프로모터를 가지고 있다는 것 등을 알 수 있다.

| 정답해설 |

ㄷ. 자료해석에서 살펴본 바와 같이, 문제에서 주어진 자료를 통해 재조합 벡터 Z에 삽입된 DNA 조각에는 물질 ⓐ에 의해 활성이 유도되는 프로모터가 존재한다는 것을 알 수 있다.

| 오답해설 |

ㄱ. 자료해석에서 살펴본 바와 같이, 문제에서 주어진 자료를 통해 재조합 벡터 X에 삽입된 DNA 조각은 젖당 오페론 프로모터의 작용에 영향을 주지 않는다는 것을 알 수 있다. 따라서 주어진 설명은 옳지 않다.

ㄴ. 자료해석에서 살펴본 바와 같이, 문제에서 주어진 자료를 통해 재조합 벡터 Y에 삽입된 DNA 조각에는 젖당 오페론 프로모터의 활성을 억제하는 조절부위가 포함되어 있다는 것을 알 수 있다. 따라서 주어진 설명은 옳지 않다.

20. 정답 ④

| 자료해석 |

이 문제는 자가면역질환 동물모델에 대해 이해하고 있는지 확인하기 위한 이해형문제이다. 자가면역질환 동물 모델은 사람의 자가면역질환을 이해하고 치료제를 개발하는 데 도움을 준다. 동물에서 저절로 발생하는 많은 자가면역질환은 사람의 특정 자가면역질환과 임상적 병리적 유사성을 나타내므로, 자가면역 발생과 관련된 면역학적 결함을 확인하는 데 이용할 수 있다. 사람의 특정 자가면역질환과 유사한 동물 자가면역질환을 실험적으로 일으킬 수도 있다. 실험적 자가면역성 뇌척수염(experimental autoimmune encephalomyelitis, EAE)은 이런 방식으로 개발되고 가장 잘 연구된 자가면역 동물모델 중 하나이다. EAE는 T림프구만으로도 유발되는 것으로 알려져 있는데, 흰쥐(rat)에 미엘린 염기성 단백질(myelin basic protein, MBP)을 항원보강제(CFA)와 함께 섞어 면역주사하면, 2~3주 내에 MBP-특이 T_H1이 생산되어 미엘린 파괴와 마비가 일어난다. 사람에게서도 MBP와 같은 뇌의 자가항원들이 다발성경화증(multiple sclerosis), 즉 중추신경계에 발생하는 만성염증 탈수초성질환(chronic inflammatory demyelinating disease)에서 표적이 된다. 따라서 EAE 흰쥐 모델은 사람 다발성경화증의 치료방법들을 검증하기 위한 장치로 이용된다.

| 정답해설 |

ㄴ. 자료해석에서 살펴본 바와 같이, EAE를 앓고 있는 흰쥐는 사람 다발성경화증과 유사한 질병 상태를 보이므로 사람 다발성경화증 치료제의 효과를 검증하기 위해 이용될 수 있다.

ㄷ. 문제에서 주어진 자료를 살펴보면, EAE 흰쥐에서 미엘린 파괴와 그로 인한 마비 증상은 MBP-특이 T_H1이 생산되었기 때문이라고 하였다. MBP-특이 T_H1이 생산되기 위해서는 항원제시세포가 MBP를 섭취하고 리소좀에서 가공한 후 2종 MHC 분자를 이용하여 MBP-유래 펩타이드를 제시하는 과정이 꼭 필요하다.

| 오답해설 |

ㄱ. 문제에서 주어진 자료를 살펴보면, ㉠에 미엘린 염기성 단백질(myelin basic protein, MBP)과 항원보강제(CFA)를 함께 섞어 면역주사하여 EAE 생쥐를 얻은 것을 확인할 수 있다. 이것은 ㉠의 흉선에서 MBP-특이 림프구는 성숙하는 동안 음성선택으로 사멸하지 않았다는 것을 말해준다.

21. 정답 ③

| 자료해석 |

이 문제는 재조합 DNA를 제작하는 실험에 대해 이해하고 있는지 확인하기 위한 적용형문제이다. 제한효소는 DNA 상의 특정 서열(인식서열, recognition sequence)을 인식하여 그 서열 내의 특정 위치를 자르는 핵산내부가수분해효소(endo nuclease)인데, 생성된 제한절편(restriction fragment)은 제한효소에 따라 점착성말단(sticky ends 혹은 cohesive ends)을 가지기도 하고 비점착성말단(blunt ends)을 가지기도 한다. 동일한 점착성말단을 갖는 서로 다른 두 종류의 제한절편은 끝 부분의 단일가닥부위에서 서로 수소결합에 의하여 일시적으로 이중가닥으로 결합할 수 있으므로 쉽게 재조합 DNA를 형성할 수 있다. 하지만, 서로 다른 두 종류의 제한절편이 서로 동일하지 않은 점착성말단을 가지거나 어느 한 종류가 비점착성말단을 가지면 재조합 DNA를 형성하기가 쉽지 않다. 이런 경우는 보통 T4 DNA 중합효소를 이용하여 제한절편의 점착성말단을 비점착성말단으로 바꾼 후, 연결반응을 일으켜 재조합 DNA를 얻는다. 문제에서 주어진 자료를 살펴보면, <실험 과정> (가)에서 얻는 점착성말단을 갖는 벡터 X는 (나)에서 T4 DNA 중합효소(Klenow fragment)에 의하여 비점착성말단을 갖게 된다. (다)는 자가연결(self-ligation)을 방지하기 위해 CIP(Calf intestinal phosphatase)를 이용하여 벡터 X의 5'말단에 존재하는 인산기를 제거하는 과정이고, (라)는 T4 DNA 연결효소(ligase)에 의한 연결반응(ligation reaction)이다.

| 정답해설 |

③ (다) 과정을 생략하면, (라) 반응을 수행할 때 자가연결(self-ligation)로 인해 많은 환형의 벡터 X가 생성된다. 따라서 (다) 과정을 생략하면, (라)의 반응 산물에서 $\frac{[\text{환형의 벡터 X}]}{[\text{재조합 DNA}]}$ 값이 증가하게 된다.

| 오답해설 |

① (나) 과정에서 벡터 X의 양 말단에 6개의 뉴클레오타이드가 각각 첨가되는 것이 아니라 4개의 뉴클레오타이드가 각각 첨가된다.

② (라)에서 얻은 재조합 DNA는 대부분 *Bam*H I 인식서열을 가지고 있지 못해 *Bam*H I으로 절단되지 못하므로, 약 4.36 kb 크기 DNA 절편을 생산할 수 없다.

④ (라)에서 얻은 재조합 DNA는 유전자 Y가 테트라사이클린 저항성유전자(tet^R) 내에 삽입되어 있어 불활성화되었을 것이므로, 숙주 세균에 테트라사이클린에 대한 저항성을 부여할 수 없다.

⑤ (라)에서 얻은 재조합 DNA에는 *EcoR* V 인식서열이 존재하지 않는다. 따라서 (라)에서 얻은 재조합 DNA를 *EcoR* V로 절단하면, 서로 다른 크기의 2 종류의 제한절편이 생성된다는 설명은 옳지 않다.

22.   정답 ④

| 자료해석 |

이 문제는 혈구의 염색법과 혈구의 특성에 대해 이해하고 있는지 확인하기 위한 분석·종합·평가형문제이다. 문제에서 주어진 자료는 혈액의 세포 성분들을 현미경을 이용하여 관찰하기 위한 실험 과정과 그 결과이다. (가)는 혈액을 채혈하는 단계이다. (나)는 메탄올을 떨어뜨려 세포 성분들을 고정하는 단계이다. (다)는 김자액으로 세포 성분들을 염색하는 단계이다. (라)는 표본을 관찰하는 단계이다.

혈액의 관찰 결과 도넛 모양의 X는 적혈구이다. 핵이 있는 Y는 백혈구이다. 세포 조각인 Z는 거핵구(megakaryocyte)로부터 떨어져 나온 혈소판이다.

| 정답해설 |

ㄱ. (나)에서 메탄올을 처리하면 세포가 탈수되어 세포 성분들이 침전되므로 혈구가 고정된다.

ㄴ. (다) 과정은 김자액을 이용한 염색과정이다. 김자액은 에오신과 메틸렌블루가 혼합된 화합물이다. 염기성염색약인 메틸렌블루에 의해 보라색으로 염색되는 부분은 백혈구의 핵이다. 즉, (다) 과정에서는 백혈구 Y의 핵이 염색된다. 참고로, 산성염색약인 에오신에 의해 붉게 염색되는 부분은 백혈구의 세포질이다.

| 오답해설 |

ㄷ. X, Y, Z 중에서 헤모글로빈 유전자를 가지는 것은 백혈구인 Y이다. 따라서 X, Y, Z 중에서 PCR을 이용해 헤모글로빈 유전자를 증폭시키고자 할 때에 가장 적합한 것은 X가 아니라 Y이다.

23. 정답 ④

| 자료해석 |

이 문제는 세포독성T세포(CTL)의 세포독성 활성을 확인하는 실험을 분석하고 종합한 후 평가하는 분석·종합·평가형 문제이다. 주어진 자료에서 살펴보면, 세포독성T세포 (A)는 $H-2^k$ 타입의 세포에만 반응을 보였으므로 $H-2^k$ 혈통에서 유래된 세포독성T세포란 것을 알 수 있고, 세포독성T세포 (B)는 $H-2^d$ 타입의 세포에만 반응을 보였으므로 $H-2^d$ 혈통에서 유래된 세포독성T세포란 것을 알 수 있으며, 세포독성T세포 (C)는 $H-2^k$ 타입의 세포와 $H-2^d$ 타입의 세포 모두에서 반응을 보였으므로 $(k \times d)F_1$ 혈통에서 유래된 세포독성T세포란 것을 알 수 있다.

| 정답해설 |

ㄴ. C는 $(k \times d)F_1$ 혈통에서 유래된 세포독성T세포이므로, 이 세포를 생산하는 생쥐의 수지상세포는 $H-2^k$ 1종 MHC분자와 $H-2^d$ 1종 MHC분자 모두에 LCM 바이러스 항원을 제시할 수 있다.

ㄷ. 3종류의 생쥐 혈통의 세포독성T세포 모두는 LCM 바이러스에 감염된 표적세포에 반응을 보였으므로, 3종류의 생쥐 혈통 모두는 LCM 바이러스 유래의 항원을 인식하는 T세포를 가진다.

| 오답해설 |

ㄱ. 결과를 살펴보면, A는 $H-2^k$ 혈통에서 유래된 세포독성T세포라는 것을 알 수 있다.

24. 정답 ④

| 자료해석 |

본 문항은 알도스테론과 SGK의 작용에 대해 이해하고 있는지 확인하기 위한 분석·종합·평가형문제다. 알도스테론은 신장의 세뇨관(원위세뇨관과 집합관)에서 나트륨이온의 재흡수와 칼륨이온의 분비를 촉진하는 호르몬으로 레닌-안지오텐신-알도스테론계(RAAS)에 의해 분비가 조절된다. 알도스테론이 작용하면 표적세포에서는 정단 표면 세포막에서 Na^+ 통로와 K^+ 통로의 활성이 증가되고 기저 표면에서는 Na^+-K^+ ATPase 활성이 증가된다.

문제에서 주어진 <실험Ⅰ>의 결과를 살펴보면, 제노프스의 신장세포주인 A6세포는 알도스테론의 처리 전에는 SGK(serum-glucocorticoid regulated kinase) 유전자의 전사가 일어나지 않았지만 알도스테론의 처리로 1시간 이내에 급격히 전사가 증가되었다가 이후에 서서히 전사가 감소한 것을 확인할 수 있다. <실험Ⅱ>의 결과를 살펴보면, 제노프스의 신장세포주인 A6세포에 SGK 유전자를 과발현시키면, 세포막에 존재하는 Na^+ 통로에 의한 막전류(내향성 전류)의 크기가 과발현시키지 않은 A6세포에 비하여 월등히 커진 것을 확인할 수 있다. 따라서 이들 실험을 통해, 알도스테론은 Na^+ 통로의 활성을 증가시키는 SGK(serum-glucocorticoid regulated kinase) 유전자의 발현(전사)을 촉진한다는 것을 알 수 있다.

| 정답해설 |

ㄱ. 자료해석에서 살펴본 바와 같이, 문제에서 주어진 실험을 통해 알도스테론은 표적세포에서 SGK 유전자의 전사를 촉진한다는 것을 알 수 있다.

ㄷ. 집합관 내피세포는 알도스테론의 표적세포인데, 문제에서 주어진 실험을 통해 알도스테론은 표적세포에서 SGK 유전자의 전사를 촉진한다는 것을 알 수 있었다. 따라서 혈장의 K^+의 농도가 증가하면, 알도스테론의 분비가 증가하여 집합관 내피세포에서 SGK의 발현이 증가할 것이라는 설명은 옳다.

| 오답해설 |

ㄴ. 자료해석에서 살펴본 바와 같이, 문제에서 주어진 실험을 통해 SGK는 Na^+ 통로의 활성을 증가시킨다는 것을 알 수 있다. 따라서 SGK는 Na^+ 통로를 통한 Na^+의 유입을 억제한다는 설명은 옳지 않다.

25.   정답 ⑤

| 자료해석 |

이 문제는 세포외부의 Na^+의 농도 변화가 휴지막전위와 활동전위에 미치는 영향에 대해 이해하고 있는지 확인하기 위한 분석·종합·평가형문제이다. 문제에서 주어진 (나)의 결과를 살펴보면, 세포 밖 Na^+의 농도가 정상(440 mM)보다 높아진다거나 낮아진다고 하더라도 휴지막전위는 정상일 때와 동일하게 유지되는 것을 확인할 수 있는데, 이러한 결과는 오징어 거대 축삭의 휴지막전위는 세포 밖 Na^+의 농도에 거의 영향을 받지 않는다는 것을 말해준다. (다)의 결과 그래프를 살펴보면, 세포 밖 Na^+의 농도를 낮추면 오징어 거대 축삭에서 활동전위의 발생속도와 최대 크기가 감소함을 확인할 수 있다.

| 정답해설 |

ㄱ. 자료해석에서 살펴본 바와 같이, 그래프 (나)를 통해서 세포 외부의 Na^+ 농도가 감소하면 오징어 거대 축삭에서 발생하는 활동전위의 크기가 작아진다는 것을 알 수 있다.
ㄴ. 자료해석에서 살펴본 바와 같이, 그래프 (가)를 통해서 오징어 거대 축삭의 휴지막전위는 세포 밖 Na^+의 농도에 거의 영향을 받지 않는다는 것을 알 수 있다.
ㄷ. 그래프 (가)를 통해서 오징어 거대 축삭의 휴지막전위는 세포 밖 Na^+의 농도에 거의 영향을 받지 않는다는 것을 알 수 있는데, 이것은 휴지상태의 오징어 거대 축삭 세포막은 Na^+을 거의 투과시키지 않기 때문에 나타난 결과이다.

26.   정답 ②

| 자료해석 |

이 문제는 대뇌피질의 특성과 청각수용기에 대해 이해하고 있는지 확인하기 위한 이해형문제이다. 그림 (가)는 청각기관인 달팽이관에 들어 있는 코르티기관(organ of Corti)을 나타낸 것이다. 달팽이관은 액체로 채워진 3개의 통로(전정계, 와우관, 고실계)를 가지고 있는데, 와우관(B 공간)의 바닥인 기저막은 코르티기관을 가지고 있다. 코르티기관은 기계적수용기인 털세포(A)를 가지고 있으며 털의 방향은 와우관을 향한다. 많은 털세포가 덮개막과 맞닿아 있는데, 압력파가 기저막을 진동시키면 털세포의 탈분극이 일어난다. 대뇌피질의 그림인 (나)에서 Ⅰ은 전두엽이고 Ⅱ은 두정엽이며, Ⅲ은 측두엽이고, Ⅳ는 후두엽이다. ㉠은 두정엽에 존재하는 체감각피질이고 ㉡은 소뇌이다.

| 정답해설 |

② 팔다리 등의 신체의 움직임을 일으키기 위한 활동전위는 전두엽에 존재하는 운동피질에서 발생한다. ㉠ 부위는 체감각피질로서 촉각, 통증, 압력, 온도, 근육과 사지의 위치에 대한 정보 등의 체감각정보를 1차적으로 처리한다.

| 오답해설 |

① A는 기계적수용기인 털세포이다. 털세포는 변형된 상피세포로서 수용기전위는 발생시키지만 활동전위를 발생시키지 못한다.
③ 코르티기관인 (가)에서 감지된 감각 정보의 처리는 Ⅲ(측두엽)에서 일어난다.
④ B 공간(와우관 내부 공간)에 들어 있는 액체의 K^+ 농도는 A의 세포기질(cytosol) 농도와 거의 유사하다. 따라서 주어진 설명은 옳다.
⑤ 소뇌인 ㉡에서는 운동과 균형을 조절하며 운동기술의 습득과 기억을 돕는다.

27. 정답 ①

| 자료해석 |

이 문제는 평형전위(equilibrium potential)와 막전위(membrane potential)에 대해 이해하고 있는지 확인하기 위한 적용형 문제이다. 특정 이온만 자유롭게 투과가 가능한 인공세포막에 안과 밖에 그 이온을 서로 다른 농도로 넣어주면, 그 이온이 농도가 높은 곳에서 낮은 곳으로 이동하여 막을 사이에 두고 전기적기울기가 생성되게 된다. 이온의 이동으로 전기적기울기는 점차 커지게 되는데, 그 크기가 농도기울기와 같아지면 더 이상 이온의 이동이 일어나지 못하는 평형상태에 도달하게 된다. 이 때의 인공세포막 안팎의 전하의 차(막전위)를 그 이온의 평형전위라고 한다.

특정 이온의 평형전위는 네른스트공식(Nernst equation)으로 계산할 수 있다.

$$E_{ion} = \frac{62}{z}(\log\frac{[\text{ion}]_{\text{outside}}}{[\text{ion}]_{\text{inside}}})\,\text{mV}$$

z : 이온의 전하량

| 정답 및 오답해설 |

위에서 주어진 식(네른스트공식)을 이용하여 계산하면 인공세포막 A의 막전위(E_A)(Cl^-의 평형전위)는 약 $-80\,\text{mV}$이고, 인공세포막 B의 막전위(E_B)(K^+의 평형전위)는 $-62\,\text{mV}$이며, 인공세포막 C의 막전위(E_C)(Na^+의 평형전위)는 $62\,\text{mV}$인 것을 알 수 있다. 따라서 인공세포막 A~C의 막전위 E_A~E_C를 비교한 것으로 가장 적절한 것은 ①번의 $E_A < E_B < E_C$이다.

28. 정답 ④

| 자료해석 |

이 문제는 세포자살(apoptosis)과 세포괴사(necrosis)에 대한 이해를 바탕으로 주어진 자료를 분석하고 종합한 후 평가하는 분석·종합·평가형문제이다. 문제에서 주어진 자료를 살펴보면 살아 있는 세포에서는 포스파티딜세린(PS)은 세포막의 세포질층에 주로 편재하므로 FITC가 부착된 아넥신 V에 의해 염색될 수 없지만, 세포자살의 초기 단계에 존재하는 세포는 세포막 인지질 이중층의 비대칭성이 사라져 PS가 세포막의 세포외층에도 존재하는 것을 자료를 통해 알 수 있으므로 FITC가 부착된 아넥신 V에 의해 염색될 수 있음을 알 수 있다. 세포막의 견고성을 잃어버린 세포자살의 후기 단계에 존재하는 세포는 FITC가 부착된 아넥신 V에 의해서뿐만 아니라 형광물질 PI(propidium iodide)에 의해서도 염색될 수 있다.

| 정답 및 오답해설 |

자료해석에서 살펴본 바와 같이, FITC가 부착된 아넥신 V와 PI 모두에 의해 염색되지 않는 살아 있는 세포의 모식도와 FITC가 부착된 아넥신 V에 의해서만 염색되는 세포자살 초기 단계 세포의 모식도, FITC가 부착된 아넥신 V와 PI에 의해 모두 염색되는 세포자살 후기 단계 세포의 모식도를 가장 잘 표현한 것은 ④번이다.

29.   정답 ④

| 자료해석 |

이 문제는 단백질표적화(protein targeting)에 대해 이해하고 있는지 확인하기 위한 분석·종합·평가형문제이다. 폴리펩타이드 합성은 항상 세포기질에서 시작되며, 자유리보솜이 mRNA 분자의 번역을 시작한다. 성장하는 폴리펩타이드 자체가 리보솜을 소포체에 붙이라는 신호를 주지 않는 한 세포질에서 번역이 완성된다. 내막계로 가거나 분비될 운명의 단백질의 폴리펩타이드는 약 20개의 아미노산 서열인 신호펩타이드로 표지되어 있는데, 신호펩타이드는 합성중인 폴리펩타이드가 소포체로 이동하여 합성을 계속 진행하게 함으로써 단백질을 소포체로 이동시킨다.

문제에서 주어진 실험을 살펴보면, <실험Ⅰ>에서 단백질 X가 발현되는 세포에서 분리한 단백질 X와 단백질 X의 mRNA를 분리하여 세포조추출액을 이용하여 단백질을 합성한 단백질 X는 크기가 40 kD인 것에 반하여, 단백질 X의 mRNA를 분리하여 시험관 단백질 합성체계(*in vitro* translation system)를 이용하여 합성한 경우는 단백질 X의 크기가 42 kD인 것을 확인할 수 있다. 또한 <실험Ⅱ>에서 단백질 X가 주로 존재하는 분획은 ⓑ(소포체 분획)인 것으로 확인할 수 있다. 이를 통해 단백질 X는 조면소포체에서 합성되고 조면소포체에서 신호펩티드가 잘려진다는 것을 알 수 있다.

| 정답해설 |

ㄱ. 자료해석에서 살펴본 바와 같이, 문제에서 주어진 자료를 통해 단백질 X 유전자는 신호펩티드(소포체 신호서열)를 암호화한다는 것을 알 수 있다.

ㄷ. 원핵세포는 조면소포체가 존재하지 않으므로 단백질 X의 cDNA를 원핵세포에 도입하여 발현시키면 단백질 X는 신호펩티드가 제거되지 못한 크기(42 kD)로 합성될 것이다. 따라서 단백질 X의 cDNA를 원핵세포에 도입한 후 발현된 단백질 X를 분리하여 <실험Ⅰ>의 (나) 과정을 수행하면 레인 A와 동일한 결과를 얻을 것이라는 설명은 옳다.

| 오답해설 |

ㄴ. N말단 일부가 결손된 단백질 X는 신호펩티드가 존재하지 않으므로 소포체로 이동하지 못하고 세포기질에서 합성을 완료하게 된다. 따라서 N말단 일부가 결손된 단백질 X를 만드는 돌연변이 유전자를 가지는 세포 α를 이용해 <실험Ⅱ>를 수행하면, 방사성이 주로 검출되는 분획은 ⓐ(미토콘드리아 분획)가 아니라 세포기질일 것이다.

30.   정답 ⑤

| 자료해석 |

이 문제는 양서류의 초기 발생에서 중배엽 유도에 대해 이해하고 있는지 확인하기 위한 분석·종합·평가형문제이다. 양서류(제노푸스) 배아의 내배엽과 외배엽은 모계인자에 의해 예정되지만, 중배엽은 식물극 지역에서 방출되는 신호에 의해 주변대 지역에서 형성된다. 즉, 양서류 초기 배아에서 중배엽은 식물극 세포들에서 분비되는 TGF-β 단백질 집단의 신호물질(Xnr 단백질(Nodal 단백질), 액티빈 등)에 의해 형성이 유도되는데, 이들 단백질은 중복된 기능을 가지고 있다. 이들 단백질은 농도가 높을 때에는 주변대 세포를 형성체가 되도록 하는 *Xgsc*(*Xgoosecoid*) 유전자를 발현시키고(등쪽 주변대에서 일어남), 농도가 높지 않을 때에는 주변대 세포를 중배엽이 되도록 하는 *Xbra*(*Xbrachyury*) 유전자를 발현시킨다(등쪽 주변대가 아닌 나머지 주변대에서 일어남).

문제에서 제시한 실험A에서 액티빈 mRNA를 저농도로 주입한 세포에서는 액티빈을 저농도로 분비하고 액티빈 mRNA를 고농도로 주입한 세포에서는 액티빈을 고농도로 분비할 것이다. 이런 세포를 동물반구 조각에 부착시키면 분비된 액티빈이 동물반구 조각을 확산하여 이동하게 되는데, 그 결과 액티빈 mRNA를 주입한 세포를 기점으로 해서 동물반구 조각 쪽으로 농도기울기를 형성하게 될 것이다. <실험 결과>를 살펴보면, 액티빈 mRNA를 고농도로 주입한 세포의 바로 인근(액티빈이 고농도로 존재하는 지역)에 존재하는 동물반구에서는 *Xgsc*가 발현되었고 액티빈 mRNA를 고농도로 주입한 세포로부터 좀 떨어진 지역(액티빈이 저농도로 존재하는 지역)에 존재하는 동물반구에서는 *Xbra*가 발현되었으며, 액티빈 mRNA를 저농도로 주입한 세포의 바로 인근 지역(액티빈이 저농도로 존재하는 지역)에 존재하는 동물반구에서는 *Xbra*가 발현되었고, 액티빈 mRNA를 저농도로 주입한 세포로부터 좀 떨어진 지역(액티빈이 거의 존재하지 않는 지역)에 존재하는 동물반구에서는 *Xgsc*나 *Xbra*가 발현되지 않은 것을 확인할 수 있다. 이러한 현상은 <실험 B>(저농도 액티빈 구슬이나 고농도 액티빈 구슬을 동물반구 조각에 올려놓는 실험)의 결과에서도 동일하게 관찰할 수 있다. 따라서 이들 실험을 통해 액티빈은 농도에 따라 동물반구 조각에서 서로 다른 유전자의 발현을 유도한다는 것을 알 수 있다. 한편, 문제에서 양서류 포배에서 *Xgsc* 유전자는 등쪽 주변대(형성체가 될 지역)에서 발현되고 *Xbra* 유전자는 등쪽 주변대가 아닌 나머지 주변대(측면 중배엽이나 배쪽 중배엽이 될 지역)에서 발현된다고 하였으므로, 고농도의 액티빈은 동물반구 조각을 형성체(등쪽 중배엽)로 유도하고 낮은 농도의 액티빈은 동물반구 조각을 측면 중배엽이나 배쪽 중배엽으로 유도한다는 것을 알 수 있다.

| 정답해설 |

ㄴ. 문제에서 양서류 포배에서 $Xgsc$ 유전자는 등쪽 주변대(형성체가 될 지역)에서 발현되고 $Xbra$ 유전자는 등쪽 주변대가 아닌 나머지 주변대(측면 중배엽이나 배쪽 중배엽이 될 지역)에서 발현된다고 하였으므로, $Xbra$나 $Xgsc$가 발현된 동물반구 조각은 중배엽으로 발생한다는 설명은 옳다.

ㄷ. 자료해석에서 살펴본 바와 같이, 문제에서 주어진 자료를 통해 $Xgsc$의 발현은 높은 농도의 액티빈이 있는 부위에서 일어나고 $Xbra$의 발현은 높지 않은 농도의 액티빈이 있는 부위에서 일어난다는 것을 알 수 있다. 따라서 $Xgsc$의 발현을 유도하기 위한 액티빈의 역치 농도가 $Xbra$의 발현을 유도하기 위한 액티빈의 역치 농도보다 더 높다는 설명은 옳다.

| 오답해설 |

ㄱ. 액티빈은 단백질이므로 세포막을 통과할 수 없어 전사인자로 작용할 수 없다. 따라서 실험A에서 액티빈은 전사인자로 작용하여 동물반구 조각에서 유전자 발현을 조절한다는 설명은 옳지 않다. 액티빈은 동물반구 세포의 표면에 존재하는 신호전달경로를 활성화시켜 특정 전사인자를 활성화시킴으로써 $Xgsc$나 $Xbra$의 발현을 증가시킨다.

MEMO

01.

정답 ④

| 자료해석 |

이 문제는 동물세포와 세균 세포의 구조와 기능에 대해 이해하고 있는지 확인하기 위한 이해형문제이다. 문제에서 주어진 그림 (가)를 살펴보면 ㉠은 핵막인데, 이곳에는 핵공이 존재하여 핵질과 세포기질 사이에서 RNA나 단백질의 교환이 이루어질 수 있게 해준다. ㉡은 산화적인산화를 통해서 ATP를 생성하는 세포소기관인 미토콘드리아이다. 미토콘드리아는 환상의 DNA와 리보솜, tRNA를 가지고 있어 자신만의 단백질을 합성할 수 있지만, 자신이 사용하는 많은 단백질은 핵에 존재하는 DNA에 의해 암호화되어 있다. ㉢은 조면소포체로, 내막계에서 사용되는 단백질이나 분비단백질을 합성하는 역할을 한다. 결합리보솜에서 합성된 분비단백질은 조면소포체 내강으로 유입되면 신호서열이 잘려나가고 당이 첨가되는 것과 같은 번역후변형 과정을 거친 후, 수송소낭을 통해서 골지체로 보내지게 된다. 원핵생물인 대장균을 나타낸 그림 (나)를 살펴보면, ㉣은 핵양체이다. 핵양체에는 한 분자의 DNA가 뭉쳐서 존재하는데, 이 DNA는 환상의 구조를 하고 있다. 그람음성세균인 대장균의 세포벽은 펩티도글리칸 층(㉤)과 외막으로 구성되어 있다.

| 정답해설 |

④ ㉣(핵양체)에는 한 분자의 DNA가 존재한다. 즉, 대장균은 반수체이다. 따라서 ㉣에 존재하는 각 유전자는 2개의 대립유전자를 가지지 못하고 오직 1개의 대립유전자만을 가진다.

| 오답해설 |

① ㉠(핵막)에는 핵공복합체가 존재하여 핵질과 세포기질 사이에서의 물질수송을 돕는데, 핵에서 사용되는 단백질들은 세포질에서 번역된 후 접혀진 상태로 핵공을 통과하여 핵질로 들어간다.

② ㉡(미토콘드리아)은 자신 단백질의 일부를 스스로 합성할 수 있다. 하지만, 자신이 가지고 있는 대부분의 단백질은 핵에 있는 유전자에서 전사되고 세포질에서 80S 리보솜에 의해 번역된 후 자신에게 보내진 것이다.

③ ㉢(조면소포체)에서는 당사슬 첨가 등의 번역후변형(post-translational modification)이 일어난다.

⑤ ㉤은 그람음성세균 세포벽의 펩티도글리칸 층이다. 펩티도글리칸은 N-아세틸글루코사민(N-acetylglucosamin)과 N-아세틸무람산(N-acetylmuramic acid)이 교대로 연결된 기다란 선형의 탄수화물이 짧은 폴리펩타이드에 의해 연결된 망상구조물이다.

02.

정답 ②

| 자료해석 |

이 문제는 말초조직에서 생성된 CO_2가 혈액을 통해 폐로 운반되는 기작에 대해 이해하고 있는지 확인하기 위한 이해형문제이다. 말초조직에서 생성된 CO_2가 혈액을 통해 폐로 운반될 때 3가지 형태(㉠~㉢)로 이동하는데, 첫 번째는 "혈장 내 HCO_3^-(㉢)"형태이다. 말초조직에서 생성된 CO_2가 확산을 통해 적혈구 내로 들어가 탄산탈수효소(carbonic anhydrase, CA)에 의해 물과 결합하여 H_2CO_3를 생성한다. H_2CO_3가 H^+와 HCO_3^-로 해리되어 생성된 HCO_3^-는 적혈구 세포막에 존재하는 수송단백질에 의해 혈장으로 방출된 후, 혈장에 용해된 상태로 폐까지 운반된다(약 70%). 두 번째는 적혈구 내로 들어온 CO_2가 헤모글로빈의 N말단에 결합하여 카바미노헤모글로빈(carbaminohemoglobin, Hb·CO_2)형태로 운반되는 방식(약 23%, ㉡)이다. 마지막으로는 "용해된 CO_2" 형태로 CO_2가 그냥 혈장에 용해되어 폐까지 운반된다(약 7%, ㉠).

| 정답해설 |

ㄴ. 말초조직 세포에서 세포호흡이 증가하면, 말초조직에서 CO_2 분압이 높아지게 된다. CO_2는 H_2O와 결합하여 H_2CO_3를 생성하는데, 이후 H_2CO_3는 H^+와 HCO_3^-로 해리된다. 즉, 말초조직 세포에서 세포호흡이 증가하면, 말초조직에서의 pH는 낮아진다. pH가 낮아지게 되면 헤모글로빈의 산소 친화도가 감소하므로, 말초조직에서 세포호흡이 증가하면, 말초조직을 흐르는 혈액에서 헤모글로빈의 O_2 친화도가 감소한다는 설명은 옳다.

| 오답해설 |

ㄱ. 자료해석에서 살펴본 바와 같이, 말초조직에서 생성된 CO_2가 혈액을 통해 폐로 운반될 때, 가장 많이 이용되는 형태는 ㉠~㉢ 중에서 ㉢ 형태(혈장 내 HCO_3^- 형태)이다. 따라서 주어진 설명은 옳지 않다.

ㄷ. (가) 과정은 효소의 촉매로 일어나지 않는다. 효소(탄산탈수효소)의 촉매로 일어나는 반응은 "$H_2CO_3 \rightleftarrows CO_2 + H_2O$"이다.

03.   정답 ③

| 자료해석 |

이 문제는 사람의 뇌 발생에 대해 이해하고 있는지 확인하기 위한 이해형문제이다. 척추동물에서는 배아 발생 초기에 신경관이 형성되는데, 이 관의 앞쪽 끝에서 세 영역으로 부풀어 올라 전뇌(forebrain)(A), 중뇌(midbrain)(B), 후뇌(hindbrain)(C)가 된다. 신경관의 나머지 부분은 척수가 되며, 말초신경은 중뇌와 후뇌, 척수로부터 뻗어 나온다. 이 배아의 세 영역은 성인 뇌의 여러 구조로 발생한다.

배아의 전뇌는 성인 뇌의 간뇌(diencephalon)(D)와 단뇌(telencephalon)로 발달하는데, 간뇌는 상부 구조인 시상(thalamus)과 하부 구조인 시상하부(hypothalamus)와 시상상부로 발달하며 단뇌는 대뇌(cerebrum)로 발달한다. 시상은 대뇌로 가는 감각정보의 입력중추인데, 감각기관으로부터 들어오는 정보는 시상에서 정렬되고 대뇌의 적절한 중추로 전달되어 처리된다. 시상하부는 신체의 온도조절장치 및 생체시계가 있는 부위로, 뇌하수체를 조절함으로써 식욕 및 갈증 조절, 성과 짝짓기 행동, 싸움 도망 반응을 조절한다. 배아의 중뇌는 그대로 성인의 중뇌로 발달하는데, 중뇌는 고도의 시각반사를 조절하는 등의 기능을 한다. 배아의 후뇌는 성인 뇌의 연수(medulla), 뇌교(pons), 소뇌(cerebellum)(E)로 발달한다. 연수는 호흡, 심장과 혈관의 활성조절, 삼키기, 구토, 소화 등 내장기관의 자율적이고 항상적인 기능을 조절한다. 뇌교는 연수에 존재하는 호흡중추를 조절하는 등의 기능을 수행한다. 소뇌는 운동 및 균형을 조절하고 운동기술의 습득과 기억을 돕고, 시각 및 청각정보, 관절의 위치와 근육의 길이 등에 관한 감각 정보도 수용한다.

| 정답해설 |

③ 자료해석에서 설명하였듯이, 간뇌(D)는 초기 배아의 전뇌(A)로부터 발달한다. 따라서 주어진 설명은 옳다.

| 오답해설 |

① 중뇌(B)는 성인의 뇌에서 그대로 중뇌로 발달한다. 성인의 뇌에서 운동신경 축삭이 교차하는 부위는 연수이다. 따라서 주어진 설명은 옳지 않다.
② 뇌간은 중뇌, 뇌교, 연수로 이루어져 있다. B는 성인 뇌의 중뇌로 발달하고, C는 성인 뇌의 뇌교, 연수, 소뇌로 발달한다. 소뇌는 뇌간에 해당하지 않으므로, B(중뇌)와 C(후뇌)로부터 발달한 부위는 모두 뇌간에 해당한다는 설명은 옳지 않다.
④ A는 신경관의 가장 앞쪽 끝에서 부풀어 올라 형성된 전뇌(forebrain)(A)이다. 신경관은 외배엽의 함입을 통해 형성된 구조이므로, A는 외배엽으로부터 유래된다. 따라서 주어진 설명은 옳지 않다.
⑤ E는 소뇌이다. 호흡, 심장박동, 삼키기, 구토, 소화 등의 조절 중추는 연수이다. 따라서 E는 호흡, 심장박동, 삼키기, 구토, 소화 등의 조절 중추라는 설명은 옳지 않다.

04.   정답 ③

| 자료해석 |

본 문항은 동물세포의 유사분열에서 관찰되는 염색체의 이동을 각 시기별로 나타낸 모식도를 이해하고 주어진 보기의 내용을 판단하는 이해형문제이다. 먼저 (가) 시기는 미세소관 조직센터(microtubule-organizing center, MTOC)에서 뻗어나온 방추사가 염색체의 동원체 부위에 있는 방추사부착점 판과 결합하여 중기판에 배열되는 중기이다. 다음으로 (나) 시기는 방추사부착점에서 방추사의 튜불린 이합체들이 소실되며 모터단백질에 의해 MTOC쪽으로 염색체의 이동이 관찰되는 후기이다.

| 정답해설 |

ㄱ. 운동 단백질 A는 미세소관을 따라 MTOC 방향 즉, 음성 말단 쪽으로 이동하는 디네인(dynein)이다.
ㄴ. (가)의 중기 이전에 인이 소실되고, 라민의 인산화에 의해 핵막의 분해가 유도된다.

| 오답해설 |

ㄷ. (나) 시기인 후기가 진행되기 위해서는 APC(anaphase promoting complex)의 활성화가 필수적이다. APC가 활성화 되면 세퍼라아제(separase)를 억제하고 있는 세큐린(securin)이 유비퀴틴화 되면서 분해되어 세퍼라아제가 활성화 된다. 활성화된 세퍼라아제는 코헤신(cohesin)을 분해하여 자매염색분체의 분리가 가능하게 한다. 따라서 코헤신의 분해는 (나) 시기(후기) 이후가 아니라 (나) 시기가 시작될 때 일어난다.

05.   정답 ②

| 자료해석 |

이 문제는 다수복제분기점(multiple fork)에 대해 이해하고 있는지 확인하기 위한 적용형문제이다. 문제에서 제시한 DNA의 전자현미경 사진을 살펴보면, 3개의 복제기포를 확인할 수 있다. 생명체 X는 양방향 복제를 한다고 하였으므로, 사진 상에 복제원점은 3곳이 존재하고 복제분기점은 6곳이 존재한다.

| 정답해설 |

ㄷ. 가장 늦게 활성화된(가장 최근에 형성된) 복제원점은 복제기포의 크기가 가장 작은 가운데 기포에 위치한다.

| 오답해설 |

ㄱ. 전자현미경 사진 상에서 생명체 X의 DNA는 복제원점이 적어도 3곳에 존재하므로, 원핵생물이 아니라 진핵생물이다. 원핵생물은 복제원점이 한 곳에만 존재한다.
ㄴ. 전자현미경 사진 상에서 복제기포가 3개 관찰되므로 복제분기점은 3곳이 아니라 6곳이 존재한다.

06. 정답 ①

| 자료해석 |

이 문제는 항이뇨호르몬(ADH)과 요붕증(diabetes Insipidus)에 대해 이해하고 있는지 확인하기 위한 분석·종합·평가형 문제이다. ADH는 시상하부에서 만들어진 후 뇌하수체 후엽을 통해 분비되는 펩타이드 호르몬이다. 혈장의 삼투압이 증가하면 시상하부의 삼투수용기(osmoreceptor)가 감지하여 ADH의 분비를 자극한다. ADH가 원위세뇨관과 집합관 내강을 이루는 세뇨관 상피세포의 기저측면 세포막의 수용체와 결합하면 신호전달경로가 활성화되어 정단부 세포막에 물 통로(아쿠아포린-2)의 발현이 증가하며, 그 결과 물의 재흡수가 증가하고 혈장의 삼투압이 정상 수준으로 내려오게 된다.
ADH의 분비가 정상적으로 이루어지지 못하거나(환자 B, 신경성 요붕증) ADH의 분비는 정상적으로 이루어지지만 수용체가 정상적으로 기능하지 못하면(환자 A, 콩팥 요붕증), 많은 양의 매우 희석된 오줌이 배출되기 때문에 심각한 탈수 증세가 생길 수 있다. 이러한 질병을 요붕증(diabetes inspidus)이라 부른다.

| 정답해설 |

ㄴ. 자료해석에서 살펴본 바와 같이, 환자 B는 신경성 요붕증 환자이다. 요붕증의 증상으로는 다뇨증(polyurea), 다음증(polydipsia) 등이 있다.

| 오답해설 |

ㄱ. ADH의 표적세포는 원위세뇨관과 집합관이므로, 세포 X는 원위세뇨관이나 집합관에서 발견된다.
ㄷ. 환자 A의 경우는 ADH의 분비는 정상적으로 이루어지지만 수용체가 정상적으로 기능하지 못해 요붕증을 앓는 것이므로 Desmopressin(ADH 유사체)을 처리하더라도 환자 A의 증상을 호전시킬 수 없다.

07. 정답 ①

| 자료해석 |

이 문제는 혈장의 삼투농도와 ADH의 분비에 대해 이해하고 있는지 확인하기 위한 적용형문제이다. ADH 분비를 일으키는 가장 중요한 자극은 혈장의 고삼투 농도와 유효혈액량 감소이다. 물을 많이 마시게 되면 혈액의 삼투농도가 감소하고 ADH 분비량이 감소하고 소변량이 증가하게 된다. 혈장의 삼투농도를 감지하는 곳은 시상하부의 삼투수용기(osmoreceptor)이다. 이 세포는 세포막에 물통로를 가지고 있는데, 세포 내부와 혈장 간에 삼투압 차이가 생기면 물이 이동하여 세포 용적을 변화시킨다.
만일 혈장의 삼투농도가 정상 수준보다 높아지면(295 mOsm/L → 315 mOsm/L), 세포 X의 내부에서 세포 외부로 물이 유출되어 세포용적(세포막의 장력)이 감소한다. 세포막의 장력 감소는 양이온통로 Y를 활성화시키는데, 이는 양이온의 유입을 증가시켜 탈분극을 유발한다. 이러한 탈분극은 ADH의 분비를 증가하게 한다.

| 정답해설 |

ㄱ. 자료해석에서 살펴본 바와 같이, 문제에서 주어진 자료를 통해 세포 X는 탈분극되면 ADH 분비를 증가시킨다는 것을 알 수 있다.

| 오답해설 |

ㄴ. 자료해석에서 살펴본 바와 같이, 문제에서 제시한 자료를 통해 세포막의 장력 감소가 양이온통로 Y의 개방을 자극한다는 것을 알 수 있다.
ㄷ. 삼투수용기인 세포 X는 시상이 아니라 시상하부에서 발견된다.

08.

정답 ②

| 자료해석 |

이 문제는 갑상샘호르몬의 합성 및 분비 조절에 대하여 이해하고 있는지 확인하기 위한 이해형문제이다. 갑상샘에는 내분비세포인 여포세포(상피세포)에 둘러싸여진 여포가 많이 존재한다. 혈장의 요오드는 여포세포에 흡수된 후 여포 내강((가))으로 방출된다. 여포세포는 갑상샘글로불린(TG, thyroglobulin)을 합성한 후 여포 내강으로 방출한다. 여포 내강 내에서 효소에 의해 요오드가 티로신-갑상샘글로불린에 결합되어 T_3와 T_4가 합성된다. 갑상샘호르몬의 분비가 필요하게 되면 여포세포가 호르몬(T_3, T_4)이 결합된 갑상샘글로불린을 세포 내로 도입하는데, 세포 내에서 리소좀(세포소기관 X)의 효소에 의해 갑상샘글로불린으로부터 T_3와 T_4가 분리된다. 자유로워진 T_3와 T_4는 확산을 통해 혈장으로 분비된다(ⓐ). 갑상샘호르몬의 분비는 음성되먹임을 통해 이루어지므로 정상 상태에서 갑상샘호르몬의 혈중 농도는 일정하게 유지된다. 뇌하수체 전엽에서 분비되는 TSH가 갑상샘호르몬의 분비를 자극하는데, TSH의 분비는 시상하부에서 분비되는 TRH에 의해 촉진된다. 혈류로 방출된 갑상샘호르몬은 시상하부와 뇌하수체 전엽에 피드백을 제공하여 TRH와 TSH의 분비를 억제한다.

| 정답해설 |

② 자가면역질환인 그레이브스병 환자에서는 갑상샘자극항체(TSI, tyroid-stimulating immunoglobulin)가 분비되는데, 이 항체는 TSH 수용체(ⓒ)에 결합하여 TSH 수용체를 활성화시킨다. 따라서 그레이브스병 환자에서는 갑상샘호르몬이 과도하게 분비되어 갑상샘 기능항진증이 나타난다. 그레이브스병 환자에서는 혈중의 높은 갑상샘호르몬이 시상하부와 뇌하수체 전엽에 피드백을 제공하여 TRH와 TSH(ⓒ)의 분비를 억제함으로써 혈중 TRH 농도와 TSH 농도가 낮아져 있다. 따라서 ⓒ에 특이적인 항체는 혈중 ⓒ의 농도를 낮아지게 할 수 있다는 설명은 옳다.

| 오답해설 |

① ㉠(TG, 갑상샘글로불린)은 (가) 부위(여포 내강)에서 합성되는 것이 아니라 여포세포에서 합성된 후 여포 내강으로 분비된다.
③ 세포소기관 X는 퍼옥시좀이 아니라 리소좀이다.
④ ⓐ 과정은 단순확산의 방식으로 일어나므로 수송단백질의 도움이 필요하지 않다.
⑤ 갑상샘은 일반적으로 T_3보다 4배 더 많은 T_4를 분비한다. 따라서 갑상샘은 ㉣(T_3)이 ㉤(T_4)보다 더 빠른 속도로 분비된다는 설명은 옳지 않다.

09.
정답 ④

| 자료해석 |

이 문제는 세포막의 구조적 특성에 대해 이해하고 있는지 확인하기 위한 적용형문제이다. 원형질막은 인지질 이중층 구조이다. 원형질막의 주요 구성 성분인 인지질은 양친매성 분자인데, 인지질 이중층 구조를 함으로써 긴 탄화수소로 구성되어 있는 인지질의 소수성 꼬리 부분은 극성 용매인 물로부터 숨기고 친수성 머리 부분은 극성 용매인 물에 노출되어 안정적으로 존재한다. 원형질막에는 단백질과 탄수화물도 존재하는데, 단백질은 인지질 이중층에 박혀있거나 표면에 결합해있다. 탄수화물은 지질이나 단백질에 결합한 상태(당지질, 당단백질)로 존재하는데, 탄수화물은 세포 표면에서만 발견된다. 원형질막의 세포질쪽 면에서는 몇몇 단백질들이 세포골격(미세섬유)에 붙은 채로 존재하고, 세포 바깥면에서 어떤 단백질들은 세포외기질의 섬유에 붙어 있다. 문제에서 주어진 그림을 살펴보면, -20 Å 부근과 20 Å 부근에는 지질의 극성 작용기가 존재하고, -15 Å~15 Å 부위에는 탄화수소 밀도가 높은 것(인지질의 지방산 꼬리가 분포하기 때문에 탄화수소 밀도가 높음)으로 보아 (가)가 인지질 이중층의 두께라는 것을 알 수 있다. 또한 문제에서 탄수화물의 밀도는 -30~-40 Å 부위에서 높다고 하였는데, 탄수화물은 세포 표면에서만 발견되므로 (가)의 왼쪽 영역이 세포의 외부 표면 쪽이고 (가)의 오른쪽 영역이 세포의 내부 표면 쪽이라는 것을 알 수 있다.

| 정답해설 |

ㄱ. 자료해석에서 살펴본 바와 같이, 문제에서 주어진 자료를 통해 (가)는 인지질 이중층의 두께에 해당된다는 것을 알 수 있다.

ㄴ. 미세섬유는 원형질막의 내부 표면 쪽에 존재한다. 따라서 미세섬유의 밀도가 높은 부위는 (가)의 오른쪽 영역에서 나타날 것이라는 설명은 옳다.

| 오답해설 |

ㄷ. 내온성동물(항온동물)은 환경의 온도가 변하더라도 체온이 일정하게 유지되므로 원형질막의 유동성을 유지하기 위해 인지질 지방산 꼬리의 이중결합의 수(불포화도)를 조절하지 않는다. 하지만 외온성동물(변온동물)의 경우는 환경의 온도가 낮아지면 자신의 체온도 낮아지므로 원형질막의 유동성을 유지하기 위해 인지질 지방산 꼬리의 이중결합의 수(불포화도)를 조절한다. 따라서 환경의 온도가 낮아지면, (가) 부위에 존재하는 이중결합의 밀도는 외온성동물이 내온성동물보다 더 높아진다. 그러므로 주어진 설명은 옳지 않다.

10.
정답 ①

| 자료해석 |

이 문제는 고빈도재조합(Hfr) 균주와 F^- 균주의 교배 실험을 분석 및 종합한 후 주어진 보기가 옳은지 평가하는 분석·종합·평가형문제이다. 문제에서 주어진 자료와 실험 결과를 살펴보면, 1번 균주의 유전자형은 $malT^+\ Arg^-\ His^-\ Leu^+\ Lys^+\ Met^+\ Str^r$이고, 2번 균주의 유전자형은 $malT^+\ Arg^+\ His^+\ Leu^-\ Lys^+\ Met^+\ Str^r$이며, 3번 균주의 유전자형은 $malT^+\ Arg^+\ His^-\ Leu^+\ Lys^-\ Met^+\ Str^r$이고, 4번 균주의 유전자형은 $malT^+\ Arg^+\ His^-\ Leu^+\ Lys^+\ Met^-\ Str^r$ 혹은 $malT^+\ Arg^+\ His^+\ Leu^+\ Lys^+\ Met^-\ Str^r$이며, 5번 균주의 유전자형은 $malT^+\ Arg^-\ His^+\ Leu^+\ Lys^+\ Met^+\ Str^r$인 것을 알 수 있다.

| 정답해설 |

ㄱ. 자료해석에서 살펴본 바와 같이, 균주 1의 유전자형은 $malT^+\ Arg^-\ His^-\ Leu^+\ Lys^+\ Met^+\ Str^r$이므로, 균주 1은 최소배지의 전구물질로부터 류신을 생합성할 수 있다는 것을 추정할 수 있다.

| 오답해설 |

ㄴ. 균주 2와 3은 모두 F 인자를 가지지 않는 F^- 균주이므로, 이들을 혼합하여 배양할 때 접합이 일어날 수 없다.

ㄷ. 자료해석에서 살펴본 바와 같이, 균주 4의 유전자형은 정확히 알 수 없고 나머지 균주의 유전자형은 정확히 알 수 있다. 따라서 5개 균주(균주 1~균주 5)의 유전자형을 모두 알 수 있다는 설명은 옳지 않다.

11. 정답 ①

| 자료해석 |

이 문제는 신경근접합부에서의 종판전류와 종판전위에 대하여 이해하는지를 확인하기 위한 분석·종합·평가형문제이다. 신경근접합부의 운동뉴런 말단에서 아세틸콜린이 분비되면 운동종판에 존재하는 니코틴 아세틸콜린수용체가 열리게 된다. 니코틴 아세틸콜린수용체가 열리면 Na^+과 K^+이 이온통로를 통해서 이동할 수 있는데, 시냅스후 근섬유의 막전위를 -60mV로 고정되어 있을 때에는, Na^+의 순유입이 일어나 막전위는 탈분극 된다. 반면에 역전 전위(reverse potential)인 0mV에 고정되면 니코틴 아세틸콜린수용체 통로가 열려도 Na^+의 유입과 K^+의 유출 속도가 같아 종판 전류가 관찰되지 않는다.

| 정답해설 |

ㄱ. 운동뉴런 축삭말단 세포질의 Ca^{2+}의 농도는, 자극이 없어 전압의존성 Ca^{2+} 통로가 닫혀 있는 A보다는 활동전위 발생으로 인해 전압의존성 Ca^{2+} 통로가 열려 있는 B에서 더 높다.

| 오답해설 |

ㄴ. 내향성전류인 ㉠은 Na^+의 유입으로 인해 나타난다.
ㄷ. C시점에서는 Na^+의 유입과 K^+의 유출이 일어나는데, 그 속도가 같기 때문에 종판전류는 관찰되지 않는다.

12. 정답 ④

| 자료해석 |

이 문제는 배아줄기세포를 이용하여 특정 유전자를 도입시킨 형질전환생쥐를 만드는 실험에 대해 이해하고 있는지 확인하기 위한 이해형문제이다. 문제에서 제시한 자료를 살펴보면, 검은색 털 생쥐의 배반포에서 분리한 안쪽 세포(내세포괴, inner cell mass)를 배양하여 얻은 배아줄기세포(embronic stem cell, ES cell)는 몸을 구성하는 모든 세포로 분화할 수 있는 다능성(pluripotency)을 가지고 있다. DNA(유전자 X)를 배양 중인 이들 세포로 도입시킬 수 있고, 안정하게 형질전환된 ES 세포를 분리할 수 있다. 이들 형질전환된 ES세포를 수용체(흰색털) 배반포에 주입할 수 있으며 이들은 정상적인 발생을 거칠 수 있는데, 대리모에 ES 세포를 주입한 배반포를 착상시키게 되면 흰색털 생쥐의 세포와 유전자 X가 도입된 ES 세포로 구성된 키메라 생쥐(F1)가 태어나게 된다. 도입한 유전자를 지니는 생쥐는, 키메라 생쥐를 다른 정상 생쥐와 교배하여 얻을 수 있다.

| 정답해설 |

ㄱ. (가)는 배아줄기세포이므로 신경세포를 포함한 모든 종류의 세포로 분화할 수 있다.
ㄷ. 문제에서 실험에 사용한 생쥐는 털색 유전자좌에서 모두 동형접합성이라고 하였다. 문제에서 제시한 자료의 마지막 단계에서 키메라 생쥐(F_1)를 흰색 털 생쥐와 교배한 결과 검은색 털 생쥐가 태어났다는 것은, 검은색 털 대립유전자가 흰색 털 대립유전자에 대해 우성이라는 것을 말해준다.

| 오답해설 |

ㄴ. (나)는 키메라 생쥐인데, 유전적으로 서로 다른 두 종류의 세포(흰색털 생쥐의 세포와 유전자 X가 도입된 ES 세포)로 구성되어 있다.

13.

정답 ③

| 자료해석 |

이 문제는 샌드위치(sandwich) ELISA에 대해 이해하고 있는지 확인하기 위한 이해형문제이다. 샌드위치 ELISA는 생체 시료에 존재하는 항원의 양을 측정하기 위해 개발된 분석법이다. 이 분석법에서는 웰(well)에 부착된 항체, 항원, 표지가 부착된 2차 항체의 세 층으로 시료를 나누어 분석하므로, 이를 샌드위치(sandwich) ELISA라고 한다. 생체 시료 속에 들어있는 항원 X의 양이 더 많아지면, (바) 과정에서 발색 정도가 더 커진다. 생체 시료 속에 들어 있는 항원의 농도는 표준 곡선을 참고하여 계산해 구할 수 있다.

| 정답해설 |

③ 단백질 X는 항체 A, B에 모두 결합할 수 있어야 하므로, 항체 B는 항체 A와 서로 다른 에피토프(epitope)를 인식하여 결합해야 한다.

| 오답해설 |

① 항체 A는 단백질 X에 대한 항체이므로 시료 속의 단백질 X와 결합한다.
② (다)는 blocking 과정으로, 차단 완충용액의 단백질들이 단백질 X가 붙고 남은 웰의 빈자리를 메워서 항체가 비특이적으로 결합하지 못하게 막아준다. 따라서 (다)에서 차단 완충용액을 처리하는 과정을 생략하면, 비특이적으로 결합한 항체에 의한 발색반응도 추가적으로 나타나게 될 것이므로 (바)에서 흡광도가 더 높게 나타나게 된다.
④ 염소의 항-생쥐 IgG 항체는 항체 B를 특이적으로 인식하여 결합하는 항체이다.
⑤ TMB(3,3′,5,5′-tetramethylbenzidine)는 HRP의 발색 기질이다. (바)에서 발색되는 정도는 웰에 흡착된 HRP의 양에 비례한다.

14.

정답 ②

| 자료해석 |

이 문제는 3점 검정교배와 간섭에 대하여 이해하고 있는지 확인하기 위한 분석·종합·평가형문제이다. 문제에서 주어진 자료를 보면, F_2에서 가장 많이 나타난 표현형인 야생형($fl^+ca^+cu^+$)과 주름진 날개/분홍색 눈/벌어진 날개($fl\ ca\ cu$)가 부모형이다. 또한, F_2에서 가장 적게 나타난 표현형인 분홍색 눈/벌어진 날개($fl^+ca\ cu$)와 주름진 날개($fl\ ca^+cu^+$)가 이중교차를 통해 형성된 것이다. 따라서 fl이 중간에 위치하는 유전자임을 알 수 있다. ca-fl 부위의 교차는 분홍색 눈과 야생형 날개를 가진 자손 또는 야생형 눈과 주름 잡히고 벌어진 날개의 자손들을 만들며, fl-cu 부위의 교차는 주름진 날개와 분홍색 눈을 가진 자손 또는 벌어진 날개와 야생형 눈을 가진 자손을 만든다. 각 부위에서 교차율은 이중교차를 포함하므로 다음과 같이 지도 거리를 계산할 수 있다.

$$ca-fl = \frac{167+173+6+4}{1,000} \times 100 = 35\%$$

$$fl-cu = \frac{26+24+6+4}{1,000} \times 100 = 6\%$$

| 정답해설 |

ㄷ. 위에서 살펴본 바와 같이 ca-fl 사이의 거리는 35 cM이고 fl-cu 사이의 거리는 6 cM이므로 두 유전자 사이에서의 기대되어지는 이중교차의 비율은 0.021(=0.35×0.06)이다. 하지만 실제로 관찰된 이중 교차의 비율은 0.01(=(6+4)/1,000)로 기대 비율보다 낮으므로 두 유전자 사이에서 교차가 일어날 때 간섭이 작용하였음을 알 수 있다.

| 오답해설 |

ㄱ. F_1 암컷에서 ca와 cu^+는 동일 염색체 상에 존재하지 않고, ca와 cu가 동일 염색체 상에 존재한다.
ㄴ. cu-fl 사이의 거리는 35 cM이 아니라 6 cM이다.

15. 정답 ②

| 자료해석 |

이 문제는 사람이 누운 상태에서 일어설 때 나타나는 혈압의 변화를 정상으로 회복되도록 하기 위해 일어나는 압력수용기 반사궁에 대해 이해하고 있는지 확인하기 위한 이해형문제이다. 문제에서 제시한 그림에 나타나 있는 경동맥동에는 압력수용기가 존재하여 혈압을 감지한다. 경동맥동의 압력수용기는 혈압이 높을 때 활성이 증가하고 혈압이 낮을 때 활성이 감소한다. 혈압조절에 관여하는 기관은 심장과 소동맥, 소정맥, 신장 등이다. 동맥혈압 감소 시 교감신경은 심장을 자극하여 박동수와 1회 박출량을 모두 증가시켜 심박출량을 증가시킨다. 사람이 누운 상태에서 기립 상태가 되면, 다리 등의 정맥에 혈액이 몰리게 되어 동맥혈압이 낮아진다. 그 결과 경동맥동의 신장수용기의 활성이 감소하여 연수(A)로의 활동전위 발사 빈도가 감소한다. 그 결과 연수는 혈압을 증가시키기 위해 교감신경을 통해 동방결절을 자극하여 심박수를 증가시킨다.

| 정답해설 |

② 자료해석에서 살펴본 바와 같이, 사람이 누운 상태에서 기립 상태로 자세를 바꾸면 다리 등의 정맥에 혈액이 몰리게 되어 동맥혈압이 낮아진다. 따라서 경동맥동에서 활동전위 발사빈도는 감소한다.

| 오답해설 |

① A는 중뇌가 아니라 연수이다.
③ 경동맥동에서 활동전위 발생빈도가 감소하면 교감신경은 흥분이 증가해야하므로, 뉴런 ⓒ이나 ⓒ 중 하나는 억제성 신경전달물질을 분비해야 한다.
④ ⓒ은 교감신경계의 절후신경세포이므로 ⓒ의 말단에서는 아세틸콜린이 아니라 노르에피네프린이 분비된다.
⑤ 척수 양 옆에서 일정한 간격으로 신경근이 뻗어 나와 있는데, 등쪽에 있는 신경근(등쪽 뿌리, dorsal root)은 구심성(감각) 축삭들로 구성되어 있고 배쪽에 있는 신경근(배쪽 뿌리, ventral root)은 원심성(운동) 축삭들로 구성되어 있다. 따라서 원심성(운동) 축삭들로 구성되어 있는 ⓐ는 등쪽 뿌리(dorsal root, 후근)가 아니라 배쪽 뿌리(ventral root, 전근)이다.

16. 정답 ②

| 자료해석 |

이 문제는 신장의 곁사구체기구(JGA)에 의한 조절에 대하여 이해하고 있는지 확인하기 위한 이해형문제이다. 원위세뇨관의 시작 부분과 네프론의 수입소동맥이 접하는 부위를 곁사구체기구(JGA)라고 하는데, 이는 수입소동맥 벽에 위치한 과립세포(C)와 원위세뇨관 치밀반(A)의 2부분으로 되어있다. 원위세뇨관 치밀반(A)은 원위세뇨관 내부의 원뇨의 양을 감지하여 수입소동맥 저항에 영향을 주는 이웃분비인자를 분비하는 되먹임작용을 일으킨다(자동조절). 수입소동맥 벽에 위치한 과립세포(C)는 수입소동맥 혈압이 감소하였을 때 호르몬 레닌을 분비하여 혈압을 증가시키는 보상작용이 일어나도록 한다.

| 정답해설 |

ㄴ. 정상인에서 여과된 포도당은 근위세뇨관에서 모두 재흡수되므로, 원위세뇨관 내강(㉠)에서는 포도당이 검출되지 않지만, 수출소동맥(ⓒ)에서는 사구체에서 여과되지 않은 포도당이 검출된다.

| 오답해설 |

ㄱ. ㉠의 NaCl 농도가 증가하면, GFR을 유지하기 위해, A는 이웃분비인자를 분비하여 B를 이완시키는 것이 아니라 수축시키는 되먹임을 일으킨다.
ㄷ. 수입소동맥 벽의 과립세포(C)에서 레닌의 분비는 신혈류량이 줄어들어 과립세포에 미치는 혈압이 감소할 때 증가한다. 따라서 전신의 혈류량이 정상보다 많아져 수입소동맥 혈압이 높아지면 레닌의 분비는 오히려 감소하게 되고, 그로 인해 부신피질에서 알도스테론의 분비 역시 감소된다.

17.

정답 ⑤

| 자료해석 |

이 문제는 F형 ATP 합성효소에 대해 이해하고 있는지 확인하기 위한 분석·종합·평가형문제이다. <자료>는 미토콘드리아 내막에 있는 F형 ATP 합성효소의 구조이다.
<실험 과정> (가)에서 미토콘드리아 내막에 고농도의 염을 처리하면 단백질의 정상적인 상호작용이 저해되므로 ATP 합성효소 중 막 표면으로 돌출된 부분만 분리하여 얻을 수 있다. 이때 ATP 합성효소에는 c 소단위체인 수소이온 통로가 존재하지 않는다. 그러므로 ATP 합성효소의 막 바깥부분만 존재할 때는 수소 이온이 통과하면서 ATP 합성효소의 γ 소단위체를 시계방향(F_1이 아래, F_0가 위에 있을 때 기준)으로 회전시키는 것은 불가능하다. γ 소단위체는 너무 작아서 형광현미경을 통해서 그 회전을 관찰 할 수 없지만 형광으로 표지된 액틴을 부착시키면 형광현미경을 통해서 그 회전을 관찰할 수 있다. 또한 이때 α와 β 소단위체에 대해서 γ 소단위체가 위에 오도록 유리판 위에 부착시켰으므로 F_1이 아래, F_0가 위에 있을 때와 동일한 배치가 된다.
실험 결과를 살펴보면, (다)에서 ATP를 첨가하지 않으면(대조구) γ 소단위체의 회전이 관찰되지 않는다. 하지만 ATP를 첨가하면(실험구) ATP의 가수분해에 의한 γ 소단위체의 반시계방향 회전이 관찰된다.

| 정답해설 |

ㄴ. ATP 합성효소가 미토콘드리아 내막에 위치할 때 돌출된 부분(F_1)은 미토콘드리아 기질로 향하고 있다. 따라서 구획 X는 막사이공간이고 구획 Y는 미토콘드리아 기질임을 알 수 있다. 따라서 구획 Y에서 시트르산 합성효소가 발견된다는 설명은 옳다.

ㄷ. 엽록체의 틸라코이드막에서도 미토콘드리아 내막에서 발견되는 것과 유사한 F형 ATP 합성효소가 발견된다. 따라서 (가) 과정에서 미토콘드리아 내막 대신에 엽록체 틸라코이드막을 이용해도 동일한 결과를 얻을 수 있다는 설명은 옳다.

| 오답해설 |

ㄱ. 미토콘드리아 내막에 존재하는 ATP 합성효소가 ATP를 합성할 때는 수소이온이 c 소단위체를 통과하면서 생기는 구조변화가 γ 소단위체를 시계방향으로 돌게 한다. 자료해석에서 살펴본 바와 같이, (다) 과정에서 ATP를 첨가하면(실험구) ATP의 가수분해에 의한 γ 소단위체의 반시계방향 회전이 관찰된다. 따라서 보기 ㄱ의 "ⓐ는 '반시계' 와 '시계' 중 '시계'이다."라는 설명은 옳지 않다.

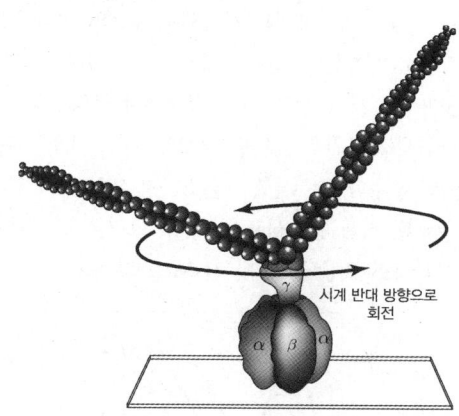

18.

정답 ⑤

| 자료해석 |

이 문제는 사람의 망막에서의 시각세포 분포와 시각세포가 가지는 시각색소의 특성에 대해 이해하고 있는지 확인하기 위한 이해형문제이다. 사람의 망막에는 2종류 유형의 시각세포-막대세포(간상세포), 원추세포(원뿔세포)-가 존재하는데, 원추세포에는 빛 흡수파장이 서로 다른 3가지 유형(청색 원추세포, 녹색 원추세포, 적색 원추세포)이 있다. 그림은 각 원추세포가 가지는 시각색소(옵신)들의 빛 흡수 스펙트럼이다.

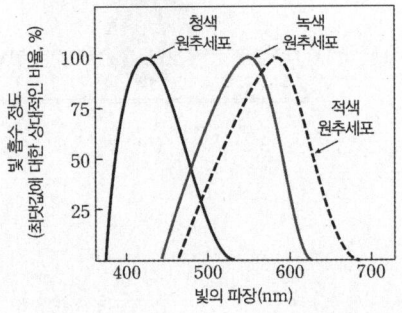

이 그림을 바탕으로 문제에서 주어진 그래프를 살펴보면, Ⅰ은 최고 흡수 파장이 청색 영역이므로 청색 원추세포가 가지는 시각색소라는 것을 알 수 있다. 마찬가지로 Ⅲ은 최고 흡수 파장이 녹색 영역이므로 녹색 원추세포가 가지는 시각색소라는 것을 알 수 있으며, Ⅳ은 최고 흡수 파장이 적색 영역이므로 적색 원추세포가 가지는 시각색소라는 것을 알 수 있다. 한편 문제에서 Ⅱ는 로돕신이라고 하였으므로, Ⅱ는 막대세포의 빛 흡수 스펙트럼을 나타낸 것임을 알 수 있다.

| 정답해설 |

ㄴ. 비상구 표지판이 기능해야할 상황은 주로 주변이 깜깜한 상태이다. 깜깜한 상황에서는 원추세포는 작용하지 못하고 막대세포만 작용한다. 따라서 막대색소의 시각색소인 Ⅱ(로돕신)가 가장 잘 흡수하는 파장의 빛으로 비상구 표지판을 만드는 것이 가장 효율적일 것이다. 그러므로 비상구 표지판이 녹색인 것은 Ⅰ~Ⅳ 중에서 Ⅱ의 빛 흡수 스펙트럼과 가장 관련이 크다는 설명은 옳다.

ㄷ. 자료해석에서 살펴보았듯이, 문제에서 주어진 자료를 통해 Ⅱ는 막대세포가 갖는 시각색소이고 Ⅲ은 녹색 원추세포가 가지는 시각색소인 것을 알 수 있다. 중심오목에는 거의 원추세포만 분포하고, 망막 주변부에는 주로 막대세포가 분포한다. 따라서 중심오목에서는 Ⅲ이 발견될 확률이 Ⅱ가 발견될 확률보다 더 크다는 설명은 옳다.

| 오답해설 |

ㄱ. Ⅰ은 청색 원추세포의 시각색소(옵신)이다. 녹색 원추세포와 적색 원추세포가 가지는 시각색소(옵신)를 암호화하는 유전자는 X 염색체 상에 존재하지만, 청색 원추세포의 시각색소(옵신)를 암호화하는 유전자는 상염색체 상에 존재한다. 따라서 주어진 설명은 옳지 않다.

19.

정답 ①

| 자료해석 |

이 문제는 캘빈 회로에 대해 이해하고 있는지 확인하기 위한 이해형문제이다. 문제에서 주어진 그림 (가)를 살펴보면, (나) 과정에서 ATP와 NADPH가 사용되므로 물질 ⓒ은 3-인산글리세르산(3PG)이고 물질 ⓒ은 글리세르알데히드 3-인산(G3P)인 것을 알 수 있다. (다) 과정에서는 NADPH는 소비되지 않고 ATP만 소비되므로 물질 ㉠은 리불로오스이인산(RuBP)인 것을 알 수 있다.

그림 (나)를 살펴보면, 빛을 비추다 갑자기 빛을 비춰주지 않았을 경우 양이 증가하는 물질 X는 명반응 산물이 있어야 다른 물질로 전환되는 물질인 물질 ⓒ(3PG)인 것을 알 수 있다. 빛을 비추다 갑자기 빛을 비춰주지 않았을 경우 양이 감소하는 물질 Y는 물질 ㉠(RuBP)이다. 물질 ⓒ으로부터 물질 ㉠이 재생되기 위해서는 명반응 산물(ATP, NADPH)이 있어야 하는데, 빛이 없을 경우 명반응 산물이 제공되지 못해 RuBP가 재생되지 못하기 때문에 RuBP의 양이 감소한 것이다.

| 정답해설 |

ㄱ. 자료해석에서 살펴본 바와 같이, 문제에서 주어진 자료를 통해 물질 X는 물질 ⓒ인 것을 알 수 있다.

| 오답해설 |

ㄴ. 캘빈 회로는 명반응이 활발하게 일어나 ATP와 NADPH가 활발히 제공될 때 잘 진행된다. 명반응이 활발할 때에는 스트로마의 pH가 약알칼리성으로 바뀌므로 (가) 단계를 촉매하는 효소의 활성은 스트로마의 pH가 알칼리성일 때 높다. 따라서 (가) 단계를 촉매하는 효소의 활성은 스트로마의 pH가 중성일 때보다 산성일 때 더 높다는 설명은 옳지 않다.

ㄷ. 물질 ㉠은 5탄소 화합물인 RuBP이고 물질 ⓒ은 3탄소 화합물인 3PG이므로, $\dfrac{\text{물질 ㉠의 탄소수}}{\text{물질 ⓒ의 탄소수}}$ 값은 1보다 크다.

20.

정답 ②

| 자료해석 |

이 문제는 양서류에서 일차형성체의 분자메커니즘에 대하여 이해하고 있는지를 확인하기 위한 이해형문제이다. 초기 포배에 대한 연구를 통해 일차배형성체의 활동이 회색신월환 바로 밑에 있는 식물극 세포에서 시작되었음을 알게 되었는데, 이곳은 베타카테닌의 농도가 가장 높은 곳이다. 형성체의 결정적인 특징 중의 하나는 전사인자 Goosecoid의 발현이며 이 유전자의 발현은 베타카테닌이 포함된 두 개의 신호경로에 의하여 일어난다. 처음 경로에는 Siamois라고 하는 *goosecoid* 전사인자가 포함되어 있다. *siamois* 유전자는 보통 널리 분포하는 전사인자인 Tcf-3에 의해 발현이 억제되지만, 베타카테닌이 있는 세포에서는 Tcf-3와 베타카테닌의 상호작용으로 *siamois* 발현이 유도된다. 그러나 Siamois 단백질 혼자서는 *goosecoid*의 발현에 충분치가 않다. 식물반구 세포들은 난자 세포질에서 TGF-β 관련 신호단백질을 분비하는데, 이 단백질이 *goosecoid* 유전자의 프로모터에 협력적으로 결합하여 Siamois 단백질과 상호작용함으로써 *goosecoid* 전사를 조절하게 된다.

| 정답해설 |

② ⓐ는 주로 베타카테닌이 높게 발현되는 식물극 세포에서 기원된다.

| 오답해설 |

① 포배의 ㉠ 부위는 외배엽으로 발생운명이 예정화되어 있다. 따라서 식물극 세포에서 기원되는 중배엽 유도신호를 받으면 중배엽으로 분화한다.

③ 등쪽인 ⓒ 부위가 ⓒ 부위에 비해서 GSK-억제단백질의 활성이 높게 나타난다.

④ Goosecoid 단백질이 높게 발현된 부위가 일차형성체인데, 이 부위는 나중에 척삭으로 분화하게 된다.

⑤ 양서류 포배에서 *siamois* 유전자의 활성은 베타카테닌이 높은 농도로 존재하는 등쪽이 베타카테닌이 낮은 농도로 존재하는 배쪽보다 더 높다.

21. 정답 ④

| 자료해석 |

이 문제는 열성 상위와 연관에 대해 이해하고 있는지 확인하기 위한 분석·종합·평가형문제이다. 문제에서 주어진 교배 결과를 살펴보면 좁은형 : 넓은형 = 3 : 1인 것을 알 수 있는데, 이것은 좁은형(D)이 넓은형(d)에 대해 우성이라는 것을 말해준다. 문제에서 주어진 자료에서 세 유전자 중 두 유전자는 연관되어 있고 A와 B는 서로 독립적으로 유전된다고 하였으므로, 잎 모양 유전자(D/d)가 두 개의 꽃 색깔 유전자(A/a, B/b) 중 어느 하나와 연관되어 있다는 것을 추정할 수 있다. 만일 두 유전자가 연관되어 있지 않아 서로 독립적으로 유전된다면, 양성잡종끼리의 교배(여기서는 F_1끼리의 교배) 결과에서 표현형이 9 : 3 : 3 : 1로 나와야 한다. 표를 살펴보면, A_D_ : A_dd : aaD_ : aadd = 2 : 1 : 1 : 0이므로 A 유전자좌와 D 유전자좌는 상반 연관되어 있다는 것(즉, 대립유전자 A와 대립유전자 d가 한 염색체 상에 있음)을 알 수 있다.

| 정답해설 |

ㄱ. 교배 결과(표)를 살펴보면, A 유전자좌의 유전자형이 aa이면 B 유전자좌의 유전자형이 B_이든지 혹은 bb이든지 상관없이 꽃의 색이 모두 흰색이므로 대립유전자 a가 B나 b의 상위에 있다는 것을 알 수 있다. 즉, 유전자 A의 산물이 유전자 B의 산물보다 더 앞쪽 단계를 촉매한다. 따라서 유전자 A를 가지고 있지 못하면 중간 산물(빨간색 색소)이 만들어지지 못하므로 유전자 B의 표현형이 나타나지 못한다.

ㄷ. 유전자형이 AaBbDd인 식물 Y끼리 교배해서 유전자형이 AABbdd 개체가 나올 확률은 $\frac{1}{8}(=\frac{2}{4}\times\frac{1}{4})$이고, 유전자형이 AabbDd 개체가 나올 확률도 $\frac{1}{8}(=\frac{2}{4}\times\frac{1}{4})$이다. 따라서 F_1에서 AABbdd : AabbDd = 1 : 1이라는 설명은 옳다.

| 오답해설 |

ㄴ. 자료해석에서 살펴본 바와 같이, 문제에서 주어진 자료를 통해 대립유전자 A와 대립유전자 d가 연관(상반 연관)되어 있는 것을 확인할 수 있다. 따라서 ㉠은 Abd인 배우자는 생산할 수 있지만, aBd인 배우자는 생산하지 못한다. 따라서 ㉠은 Abd인 배우자와 aBd인 배우자를 동일한 비율로 생산한다는 설명은 옳지 않다.

22. 정답 ③

| 자료해석 |

이 문제는 신경성폭식증과 콜레시스토키닌에 대해 이해하고 있는지 확인하기 위한 적용형문제이다. 신경성폭식증은 음식을 조절할 수 없는 식이장애 중 하나인데, 신경성폭식증 환자에서는 반복적인 폭식 행동(음식물 섭취를 억제할 수 없음) 및 몸무게 증가를 막으려는 목적으로 구토 행동을 하는 증세가 나타난다. 신경성폭식증에 걸린 경우 콜레시스토키닌의 분비가 억제되어 포만감을 느끼지 못하며 폭식 행동을 하는 것으로 알려져 있다.

콜레시스토키닌(CCK)은 십이지장 내의 유미즙에 단백질 소화산물이나 지방산의 자극에 의해 십이지장 벽세포에 의해서 분비되는데, 이자에서 효소의 분비를 촉진하고 쓸개즙의 분비를 촉진하는 역할을 한다. 또한 CCK는 위에서의 소화 운동 및 소화액의 분비를 억제하여 위에서의 소화 작용과 위배출이 천천히 일어나도록 해준다.

문제에서 주어진 그래프를 살펴보면, CCK의 수준이 더 낮게 나타나는 (B)가 음식물 섭취를 억제할 수 없는 질환인 신경성폭식증을 앓고 있는 환자의 그래프일 것이다. 왜냐하면 신경성폭식증 환자는 CCK가 충분히 분비되지 못해 음식물을 섭취해도 음식물이 위에 충분히 머물지 못하고 바로 소장으로 배출될 것이므로 음식물을 자꾸 섭취할 것이기 때문이다.

| 정답해설 |

ㄱ. 자료해석에서 살펴본 바와 같이, 문제에서 주어진 자료를 통해 신경성폭식증 환자의 그래프는 (B)인 것을 알 수 있다.

ㄴ. 신경성폭식증 환자는 CCK가 충분히 분비되지 못해 위 운동을 적절히 억제하지 못하므로, 신경폭식증 환자는 정상인과 비교하여 위의 산성 유미즙이 소장으로 배출되는 속도가 정상인보다 빠르다는 설명은 옳다.

| 오답해설 |

ㄷ. 정상인에서 콜레시스토키닌은 담낭의 수축을 야기하여 쓸개즙의 방출을 촉진하여 소장에서의 소화가 잘 진행되도록 해준다.

23.

정답 ①

| 자료해석 |

이 문제는 성게의 초기 배아에서 유전자 발현을 이해하기 위해 수행한 실험을 분석 및 종합한 후 주어진 보기가 옳은지 평가하는 분석·종합·평가형문제이다. 성게의 난자는 정자와 난자막이 융합되면 그때까지는 비교적 낮은 상태이던 대사 작용(DNA 복제, 단백질 합성 등)이 활성화되어 발생이 시작되는데, 이러한 난자의 활성화는 세포질의 pH 증가 및 $[Ca^{2+}]$ 증가에 의해 야기된다.

문제에서 주어진 <실험 I>의 결과를 살펴보면, 저해제 X가 존재하지 않을 때에는 수정 후 몇 시간이 경과하면서부터 배아가 ^{14}C-우라실(uracil)을 흡수한 정도가 급격히 증가하였지만, 저해제 X가 존재할 경우는 수정 후 25시간이 되어도 배아가 ^{14}C-우라실을 거의 흡수하지 못한 것을 확인할 수 있다. ^{14}C-우라실이 RNA 단위체의 구성 요소라는 점을 고려해 볼 때, 이러한 결과로부터 저해제 X가 전사 단계를 억제한다는 것을 알 수 있다. <실험 II>의 결과를 살펴보면, 저해제 X가 존재하든지 혹은 존재하지 않든지 간에 수정 직후부터 배아가 ^{14}C-발린(valine)을 급격히 흡수하기 시작한다는 것을 확인할 수 있다. ^{14}C-발린은 단백질의 단위체라는 점을 고려해볼 때, 이러한 결과는 저해제 X는 번역 단계를 저해하지 않는다는 점과, 수정 직후 배아발생 초기에 합성되는 단백질은 배아의 유전체에서 전사된 RNA가 아닌 수정 전에 이미 합성되어 난자에 저장되어 있던 RNA를 주형으로 합성된다는 것을 말해준다.

| 정답해설 |

ㄱ. 자료해석에서 살펴본 바와 같이, 문제에서 주어진 실험을 통해 저해제 X는 전사 단계를 억제한다는 것을 알 수 있다.

| 오답해설 |

ㄴ. <실험 II>의 결과를 살펴보면, 저해제 X가 존재하든지 혹은 존재하지 않든지 간에 t_1 시점에서 배아가 ^{14}C-발린을 흡수한 정도가 거의 유사하다는 것을 확인할 수 있다. 그러므로 t_1 시점에서 합성된 단백질은 대부분 배아의 유전체에서 전사된 RNA를 주형으로 해독된 것이 아니라 수정 전에 이미 합성되어 난자에 저장되어 있던 RNA를 주형으로 합성된 것임을 알 수 있다.

ㄷ. ^{14}C-시토신은 RNA 단위체의 구성 요소이기도 하지만 DNA 단위체의 구성 요소이기도 하다. 따라서 배아의 ^{14}C-시토신 흡수는 RNA 합성이 왕성할 때뿐만 아니라 DNA 합성이 왕성할 때에도 활발히 일어날 것이다. 성게의 초기 배아는 급속도로 세포 증식(난할)이 일어난다는 점을 고려해볼 때, ㉠ 대신 ^{14}C-시토신을 이용하면 실험 I과 동일한 결과를 얻을 수 없을 것임을 추정할 수 있다.

24.
정답 ④

| 자료해석 |

이 문제는 흉선에서 일어나는 T세포의 성숙 과정을 이해하고 있는지 확인하기 위한 이해형문제이다. 골수에서 생성된 림프구 전구세포가 흉선으로 이동하여 T세포로 성숙하는 과정에서 이중양성T세포($CD4^+CD8^+$T세포)가 생성되는데, 이중양성T세포는 양성선택과 음성선택 과정을 거친 후 성숙T세포가 된다. 이중양성T세포가 흉선 상피세포의 표면에 발현되어 있는 자신의 MHC 분자를 인식(약하게 결합)할 수 있는 T세포수용체(TCR)를 가지고 있으면 생존신호를 받아 살아남을 수 있지만(A) 그렇지 못한 경우는 사멸한다(B). 이것을 양성선택이라고 한다. 이중양성T세포가 흉선의 기질세포나 수지상세포, 대식세포가 제시하고 있는 자신의 항원을 인식(강하게 결합)하는 T세포수용체를 가지고 있으면 사멸한다(C). 이것을 음성선택이라고 한다.

| 정답해설 |

④ 성숙 T세포인 ⓐ는 세포 표면에 T세포수용체와 CD4를 가지고 있으므로 $CD4^+$T세포라는 것을 알 수 있다. ⓐ가 활성화된 세포인 보조T세포는 미감작 B세포가 형질세포로 분화하는데 특이적으로 도움을 주고 미감작$CD8^+$T세포가 세포독성T세포로 분화하는데 비특이적으로 도움을 준다. 따라서 ⓐ가 활성화되면 미감작$CD8^+$T세포와 미감작B세포가 작동세포로 분화하는데 도움을 준다는 설명은 옳다.

| 오답해설 |

① 자료해석에서 살펴보았듯이, 양성선택에 관여하는 ㉠과 ㉡은 흉선 상피세포이다. 따라서 ㉠은 백혈구라는 설명은 옳지 않다.
② 흉선 상피세포인 세포 ㉡은 부모로부터 물려받은 완전한 TCR 유전자를 가지고 있는데 반해서, $CD4^+CD8^+$T세포는 재배열된 TCR 유전자를 가지고 있다. 따라서 주어진 설명은 옳지 않다.
③ 자료해석에서 살펴본 바와 같이, 문제에서 주어진 자료를 통해서 C 과정은 음성선택을 나타낸 것임을 알 수 있다. 따라서 C 과정은 양성선택을 나타낸 것이라는 설명은 옳지 않다.
⑤ (가) 과정은 미성숙T세포가 성숙T세포로 성숙하는 과정이다. 이러한 T세포가 성숙하는 과정에서 기억T세포는 형성되지 않는다. 따라서 주어진 설명은 옳지 않다.

25.
정답 ①

| 자료해석 |

이 문제는 이온교환 크로마토그래피에 대하여 이해하고 있는지 확인하기 위한 분석·종합·평가형문제이다. 이온교환 크로마토그래피는 단백질들의 순전하에 기초하여 분리하는 기술인데, 채워져 있는 구슬은 음으로 또는 양으로 하전되어 있다. 양으로 하전되어 있는 구슬이 채워져있는 경우, 특정 단백질이 특정 pH에서 음의 순전하를 갖는다면 이 단백질은 구슬에 결합할 수 있다. 또한 음의 순전하를 갖고 있다고 하더라도 각각의 단백질이 가지는 전하량이 다르므로 구슬에 결합하는 정도가 다르게 된다. 용출 시 컬럼에 흘려주는 완충액의 염도를 증가시키면 용액 속의 음이온과 단백질의 음으로 하전된 아미노산 잔기는 구슬의 양이온에 결합하는데 있어 서로 경쟁하게 된다. 느슨하게 결합한 단백질은 비교적 낮은 염도에서, 단단하게 결합된 단백질은 높은 염도에서 구슬로부터 분리되어 용출된다.

| 정답해설 |

① pH 7.5에서 ㉡ 지점에서 용출된 단백질이 ㉠ 지점에서 용출된 단백질보다 더 강한 음전하를 띠고 있으므로, ㉡ 지점에서 용출된 단백질이 ㉠ 지점에서 용출된 단백질보다 등전점(pI)이 더 낮다.

| 오답해설 |

② 문제에서 제시한 <실험 과정>을 살펴보면, (나)에서 '양으로 하전된 구슬로 채운 컬럼'을 이용하였으므로, 문제에서 제시한 <실험 과정>은 음이온교환크로마토그래피의 수행 과정인 것을 알 수 있다.
③ (다) 과정에서 단백질은 컬럼에 충진된 구슬과의 결합에서 Na^+이 아니라 Cl^-와 경쟁한다.
④ 문제에서 제시한 실험만으로는 (가)의 단백질 혼합액에 몇 종류의 단백질이 존재하는지 알 수 없다.
⑤ 단백질을 검출할 때에는 280 nm 파장의 빛을 이용하여 흡광도를 측정한다.

26.

정답 ④

| 자료해석 |

이 문제는 RFLP 분석 실험을 통해 염색체 비분리에 대해 이해하고 있는지 확인하는 적용형문제이다. 문제에서 제시한 자료를 살펴보면, 다운증후군을 가진 아이는 아버지로부터 받은 밴드의 두께가 동형접합성인 아버지만큼 두껍다. 그러므로 아버지로부터 21번 염색체를 2개 물려받았다는 것을 알 수 있다. 즉, 아버지가 감수분열 과정에서 염색체의 비분리가 일어나 21번 염색체를 2개 가지고 있는 정자가 만들어져 다운증후군 아이가 태어난 것이다.

| 정답해설 |

ㄱ. 위에서 살펴본 바와 같이, 자료를 통해 아이는 아버지로부터 2개의 21번 염색체를 받았다는 것을 알 수 있다.
ㄴ. 문제에서 RFLP 분석을 위해 부부와 아이로부터 분리한 동일한 양의 DNA를 이용하였다고 하였다. 그리고 RFLP 분석 결과를 분석해보면, 부부는 모두 동형접합성인 것을 알 수 있다. 따라서 ㉠과 ㉡은 유전자를 동형접합성(2개 동일 대립유전자)으로 가지는 어머니로부터 유래한 제한절편이므로 ㉠과 ㉡에 존재하는 제한절편의 수는 동일하다. 마찬가지로 ㉢과 ㉣은 유전자를 동형접합성(2개 동일 대립유전자)으로 가지는 아버지로부터 유래한 제한절편이므로 ㉢과 ㉣에 존재하는 제한절편의 수는 동일하며, 그 수는 ㉠이나 ㉡에 존재하는 제한절편의 수와 동일하다.

| 오답해설 |

ㄷ. 문제에서 이들 부부는 정상이라고 하였는데, 정상인 경우 염색체 비분리는 흔히 일어나는 현상이 아니므로 아이를 더 낳았을 때 그 아이가 다운증후군일 확률은 50%가 아니라 매우 낮을 것이다(거의 0%).

27.

정답 ⑤

| 자료해석 |

골수이식 시 공여자와 수요자의 MHC 유전자가 일치하지 않으면, 이식편대숙주병(graft versus host disease, GVHD)이 발생할 수 있다. 이식편대숙주병은 주입된 동종의 골수에 포함된 성숙된 공여자의 T세포들이 수여자의 조직을 이물질로 간주하고 공격하기 때문에, 수여자에서 피부 발적, 설사, 그리고 폐렴을 특징으로 하는 심한 염증이 나타나는 현상을 의미한다. (가)의 경우 공여자와 수여자의 MHC형이 동일하므로 이식편대숙주병이 나타나지 않는다. (나)의 경우는 공여자와 수여자의 MHC형이 일치하지 않으므로 MHC^a형의 공여자 T세포가 MHC^b형의 수여자 조직을 공격하여 이식편대숙주병이 나타난다.
(다)의 경우 공여자의 MHC형은 MHC^a이다. 수여자는 $MHC^{a \times b}$이므로 수여자의 조직은 MHC^a형과 MHC^b형 MHC 분자를 모두 발현한다. 따라서 MHC^a형의 공여자 T세포가 MHC^b형을 발현하고 있는 수여자 조직을 공격하여 이식편대숙주병이 나타난다.
(라)의 경우 공여자의 MHC형은 $MHC^{a \times b}$이다. 이러한 생쥐에서 성숙한 T세포는 MHC^a형과 MHC^b형 MHC 분자를 모두 자기로 인식하므로, MHC^a형의 수여자 조직을 공격하지 않아 이식편대숙주병이 나타나지 않는다.

| 정답해설 |

ㄱ. (다)의 경우 수여자는 $MHC^{a \times b}$이므로 수여자의 조직은 MHC^a형과 MHC^b형 MHC 분자를 모두 발현한다. 따라서 MHC^a형의 공여자 T세포가 MHC^b형을 발현하고 있는 수여자 조직을 공격하여 이식편대숙주병이 나타난다.
ㄷ. 위의 자료해석에서 살펴본 바와 같이, (라)의 경우 공여자의 MHC형은 $MHC^{a \times b}$이므로 공여자 생쥐에서 성숙한 T세포는 MHC^a형과 MHC^b형 MHC 분자를 모두 자기로 인식한다. 즉, (라)의 공여자 생쥐 흉선에서 T세포가 성숙할 때, MHC^a형의 수여자 MHC 분자에서 유래된 펩티드를 인식하는 성숙중인 T세포는 음성 선택으로 제거된다. 따라서 이러한 공여자의 T세포는 MHC^a형의 수여자 조직을 공격하지 않아 이식편대숙주병이 나타나지 않는다.

| 오답해설 |

ㄴ. 골수 이식 시 함께 이식된 공여자의 성숙 T세포가 골수이식거부(GVHD)를 일으키는 주된 세포이다. 이식 후에 수여자의 흉선에서 형성된 T세포들은 수여자의 항원에 대해 면역관용을 보이게 된다.

28. 정답 ④

| 자료해석 |

이 문제는 RNA 스플라이싱(splicing)에 대해 이해하고 있는지 확인하기 위한 이해형문제이다. 진핵생물 유전자의 1차 전사체(ⓒ)는 핵을 떠나기 전에 몇 가지 방식으로 가공된다. 1차 전사체의 양쪽 끝이 모두 가공되고, 인트론은 제거된다. 인트론을 제거하는 것을 RNA 스플라이싱이라고 하는데, 1차 전사체에 몇몇 snRNP(small nuclear ribonucleoprotein particle)들이 인트론을 인식하여 결합한다. 인트론과 엑손의 경계에 존재하는 공통서열(consensus sequence)을 snRNP 구성성분인 snRNA가 특이적으로 인식하여 결합한다. 다음으로 ATP 에너지를 사용하여 여러 단백질들이 모여 스플라이싱복합체(spliceosome)라 부르는 커다란 RNA-단백질 복합체를 형성한다.

| 정답해설 |

④ 문제에서 주어진 그림을 살펴보면 유전자 Y 전사체(ⓒ)의 왼쪽 말단은 5′ 말단이고 오른쪽 말단은 3′ 말단인 것을 알 수 있다. 또한 인트론이 잘려져 나갈 때 먼저 인트론1의 5′ 말단 쪽이 잘려진 후 인트론1 내부와 연결되는 것을 확인할 수 있다. 그런 다음 인트론1의 3′ 말단 쪽이 잘려지면서 인트론은 올가미 형태로 방출되고 엑손끼리 연결되는 것을 확인할 수 있다. 이것을 통해 ⓐ는 3′ 말단임을 알 수 있다.

| 오답해설 |

① ㉠에서 개시코돈은 발견되지만 종결코돈은 발견되지 않는다.
② ⓒ은 단백질 Z를 암호화하는 유전자 Y에서 합성된 것이므로, RNA 중합효소 Ⅰ이 아니라 RNA 중합효소 Ⅱ에 의해서 합성된다.
③ 엑손1과 인트론1 연결부위의 절단은 인트론1 내부의 특정 염기에 의해 수행된다. ⓒ에 존재하는 단백질 성분은 이것이 원활하게 일어날 수 있도록 도와준다.
⑤ 위의 과정은 세포 X의 세포질이 아니라 핵 내에서 일어난다.

29. 정답 ⑤

| 자료해석 |

이 문제는 동물에 기생하는 선충이 분비하는 물질이 숙주의 면역반응에 미치는 영향을 알아보기 위해 수행한 실험을 이해하고 결과를 해석하여 보기의 내용을 판단하는 분석·종합·평가형문제이다. 문제에서 제시한 실험의 결과 살펴보면, 패혈증 환자는 정상인에 비해 대식세포와 호중구에서 TLR4와 TLR2의 발현이 증가되어 있는 것을 확인할 수 있다. 이를 통해 패혈증 환자는 정상인 보다 선천면역반응이 더 민감하게 일어날 것임을 알 수 있다. 패혈증 환자에서 분리한 대식세포와 호중구에 ES-62를 처리한 실험의 결과를 살펴보면, ES-62의 처리로 대식세포와 호중구에서 TLR4의 발현은 크게 감소하였다는 것과 TLR2의 발현에는 영향을 주지 못한 것을 확인할 수 있다.

| 정답해설 |

ㄱ. 문제에서 제시한 실험의 결과를 살펴보면, 패혈증 환자에서는 정상인에 비해 대식세포와 호중구에서 TLR4와 TLR2의 발현이 증가되어 있다는 것을 확인할 수 있다. 이를 통해 패혈증 환자는 정상인 보다 선천면역반응이 더 민감하게 일어날 것임을 추정할 수 있다.
ㄴ. 자료해석에서 살펴본 바와 같이, 문제에서 제시한 실험에서 ES-62의 처리로 대식세포와 호중구에서 TLR2의 발현은 변화되지 않은 것을 확인할 수 있다. 따라서 ES-62는 패혈증환자에서 TLR2-매개 면역반응을 억제하지 못한다는 설명은 옳다.
ㄷ. 문제에서 제시한 실험을 통해 선충 X에서 분비된 ES-62는 패혈증 환자의 대식세포와 호중구에서 TLR4의 발현은 크게 감소시킨다는 것을 알 수 있었다. 대식세포나 호중구 등의 면역세포의 세포막에 존재하는 TLR4는 그람음성 세균의 세포벽(외막)에 존재하는 지질다당체를 인식하여 면역반응을 활성화시킨다. 따라서 선충 X의 감염은 패혈증 환자에서 그람음성 세균에 대한 면역반응을 억제할 것이라는 설명은 옳다.

30. 정답 ①

| 자료해석 |

이 문제는 염색질면역침전법(chromatin immunoprecipitation)을 이용한 유전자발현조절 확인 실험을 분석하고 종합한 후 평가하는 분석·종합·평가형문제이다. 주어진 자료를 살펴보면, 호르몬 X의 처리에 의해 표적세포에서 유전자A의 프로모터부위에서 PCR산물을 얻을 것을 확인할 수 있는데, 이러한 결과는 호르몬 X의 처리에 의해 전사인자 Y는 활성화되어 유전자 A의 프로모터 부위에 결합했다는(즉, 전사를 촉진했다는) 것을 알 수 있다.

| 정답해설 |

ㄱ. 호르몬 X의 작용이 있을 때에는 전사인자 Y가 유전자 A의 발현을 유도했지만, 호르몬 X의 작용이 없을 때에는 전사인자 Y가 유전자 A의 발현을 유도하지 못한 것으로 보아, 호르몬 X의 작용이 없을 때 전사인자 Y는 샤페론 단백질과 복합체를 형성하고 있었을 것이다.

| 오답해설 |

ㄴ. 실험을 통해, 호르몬 X의 처리에 의해 발현이 촉진되는 것은 유전자 A라는 것을 알 수 있다.
ㄷ. (나)에서 포름알데히드를 사용한 이유는 단백질과 DNA를 교차결합(crosslink) 시키기 위함이므로, 포름알데히드 대신에 변성제인 요소를 이용하면 동일 결과를 얻을 수 없다.

01.

정답 ④

| 자료해석 |

이 문제는 세포내공생설(endosymbiont theory)에 대해 이해하고 있는지 확인하기 위한 이해형문제이다. 진핵세포는 원핵세포로부터 진화되었는데, 이 과정에서 유연한 세포 표면의 출현, 세포골격의 출현, 핵막의 출현, 식포의 출현, 내부 공생을 통한 특정 세포소기관의 획득 등의 사건이 일어났다. 광합성이나 호기성 대사를 할 수 없었던 초기 진핵세포(A)들이 호기성 세균(B) 또는 광합성 세균(C)을 영입하여 내공생적 연합을 형성하고 그것이 영속하게 되었다. 일부 호기성 세균은 현대 진핵세포의 미토콘드리아로 진화했고, 다른 일부 광합성 남세균은 현대 식물세포의 선조에 해당하는 녹조류의 엽록체와 같은 색소체로 진화했다.

| 정답해설 |

ㄴ. B는 현대 진핵세포의 미토콘드리아로 진화하게 되는 산소호흡을 하는 세균(호기성 세균)이다.

ㄷ. C는 현대 식물세포의 선조에 해당하는 녹조류의 엽록체와 같은 색소체로 진화하게 되는 남세균과 유사한 광합성 세균이다. 이 광합성 세균은 명반응 시 물을 분해하여 산소를 생산하는 호기성 세균이었다.

| 오답해설 |

ㄱ. A(초기 진핵세포)는 세포내공생을 하기 위하여 호기성 세균이나 광합성세균을 식세포작용을 통해 섭취할 수 있었다. 그렇게 하기 위해서는 A는 세포벽을 가지고 있지 않았을 것이다.

02.

정답 ⑤

| 자료해석 |

이 문제는 캘빈 회로에 대하여 이해하고 있는지 확인하기 위한 이해형문제이다. 캘빈 회로에서 직접적으로 만들어지는 당은 3탄당인산(G3P)이다. 캘빈 회로는 크게 탄소고정, 환원, 그리고 RuBP의 재생이라는 세 단계로 구분할 수 있다. 1분자의 3탄당인산(G3P)을 생성하기 위해 캘빈 회로는 총 9개의 ATP 분자와 6개의 NADPH 분자를 소모한다.

탄소고정((가))은 루비스코의 촉매에 의해 CO_2를 리불로오스이인산(RuBP)이라는 오탄당에 결합시켜 두 분자의 3-인산글리세르산을 생성하는 단계이다. 환원((나)) 단계에서는 3-인산글리세르산이 ATP(㉠)로부터 인산기를 받아서 1,3-이인산글리세르산으로 전환되는데, 1,3-이인산글리세르산은 NADPH(㉡)로부터 유래한 전자를 받아 3탄당인산(G3P)으로 전환된다. RuBP의 재생은 복잡한 일련의 반응들을 통해 다섯 분자의 G3P가 세 분자의 RuBP로 재배열되는 단계이다.

| 정답해설 |

⑤ ㉡은 환원 단계에서는 소모되지만 RuBP의 재생 단계에서는 소모되지 않으므로 NADPH이다. NADPH는 순환적 전자흐름에서 합성되지 못하므로 주어진 설명은 옳지 않다.

| 오답해설 |

① 3탄당인산 한 분자를 생성하기 위해 소비되는 ㉠의 수는 9개인데, 이중 6개는 환원 단계인 (나) 단계에서 소모되고 3개는 RuBP의 재생 단계인 (다) 단계에서 소모된다. 따라서 주어진 설명은 옳다.

② (가) 단계를 촉매하는 효소는 루비스코이다. 루비스코의 활성은 스트로마의 H^+ 농도가 틸라코이드 내강의 H^+ 농도보다 더 낮은 낮 동안에 높다. 따라서 (가) 단계를 촉매하는 효소의 활성은 스트로마의 H^+ 농도가 틸라코이드 내강의 H^+ 농도보다 낮을 때가 높을 때보다 더 낮다는 설명은 옳다.

③ 3탄당인산(G3P)은 3-인산글리세르산이 ATP로부터 인산기를 전달받고 NADPH로부터는 고에너지의 전자를 전달받아야 생성되는 화합물이다. 따라서 3탄당인산은 3-인산글리세르산보다 더 많은 자유에너지를 가진다는 설명은 옳다.

④ 리불로오스-1,5-이인산은 5개의 탄소로 이루어진 5탄소 화합물(5탄당)인데, 카르보닐기로 케톤기를 가지는 케토오스(ketose)이다. 따라서 주어진 설명은 옳다.

03.

정답 ①

| 자료해석 |

이 문제는 골격근의 연축단계에 대해 이해하고 있는지 확인하기 위한 이해형문제이다. 골격근 근육을 외과적으로 떼어내어 한 쪽 끝을 고정시킨 후 단일 자극을 주면 근육의 장력이 증가했다가 다시 낮아지는 연축(단일 수축)이 일어나는데, 이것을 그래프로 그린 것을 연축곡선이라고 한다.

문제에서 주어진 연축곡선에서 연축은 잠복기(latent period, ㉠), 수축기(contraction period, ㉡), 이완기(relaxation period, ㉢)의 3시기로 나눌 수 있다. 잠복기(㉠)는 근육세포의 활동전위와 수축의 개시 사이에 일어나는 수 msec 간의 지체 기간인데, 이 지체 기간은 흥분-수축 짝물림이 일어나기 위해서 필요한 시간이다. 수축기(㉡)는 근육이 수축하여 장력을 발생하는 시기로 잠복기 말부터 시작하여 근육의 장력이 최고조에 이를 때까지이다. 이완기(㉢)는 수축기에 뒤따르는 시기로 근육에서 발생하는 장력이 점차 감소하여 수축 전 상태로 돌아오는 시기이다.

| 정답해설 |

ㄴ. ㉠ 시기에 동일한 크기의 자극을 다시 한 번 더 주면, 근소포체에서 방출되는 Ca^{2+}이 더 많아져 세포질의 $[Ca^{2+}]$가 더 높아지므로 근육에서 더 커다란 장력이 발생하게 된다(시간 합). 따라서 ㉠ 시기에 동일한 크기의 자극을 다시 한 번 더 주면, 발생하는 장력의 크기는 더 커진다는 설명은 옳다.

| 오답해설 |

ㄱ. 근육에서 활동전위는 근육에 자극을 준 직후 몇 msec동안 발생한다(즉, 활동전위는 ㉠ 시기에 발생함). 따라서 근육에서 활동전위는 ㉡ 시기에 발생한다는 설명은 옳지 않다.

ㄷ. 단수축(연축)이 일어나는 동안 A대의 길이는 변하지 않는다. 따라서 ㉡ 시기가 ㉢ 시기보다 A대의 평균 길이가 더 짧다는 설명은 옳지 않다.

04.

정답 ③

| 자료해석 |

이 문제는 박테리오파지 람다(λ)의 생활사에 대해 이해하고 있는지 확인하기 위한 이해형문제이다. 박테리오파지 λ는 용원성 생활사(lysogenic cycle)를 가지는데, 숙주세포를 파괴하는 용균성 생활사(lytic cycle)와는 달리 용원성 생활사에서는 숙주세포를 파괴하지 않은 채 박테리오파지 λ의 유전체가 복제된다. 박테리오파지 λ가 숙주세포에 부착한 후, 자신의 DNA를 숙주세포 내로 주입하면, 숙주세포 내에서 λ DNA 분자는 원형으로 변한 후 숙주 DNA 안으로 끼어들어가 프로파지(prophage)가 된다((가)). 숙주세포가 세포분열을 하면 바이러스 DNA도 숙주 DNA와 함께 복제되는데, 프로파지는 숙주의 유전체 내에서 수천 세대 동안 불활성화 상태로 머물면서 바이러스 DNA의 많은 사본을 만든다. 하지만 만약 숙주세포가 제대로 자라지 못하면 바이러스는 즉시 용균성 생활사로 전환하는데, 이 과정에서 프로파지가 숙주 염색체에서 잘려 나와 RNA 합성((나))과 번역과정을 통해 용균성 생활사에 필요한 단백질을 합성하고 자신의 DNA를 복제한다. 이후 조립과정을 거친 후 숙주인 대장균을 파열하고 밖으로 나온다((다)).

| 정답해설 |

ㄱ. 박테리오파지 λ의 두 조절단백질인 cI과 Cro가 박테리오파지 λ DNA의 용원성/용균성 전환에 관여하는데, 빠르게 성장 중인 대장균 숙주세포에서는 Cro 합성이 적고 cI 합성이 많아 박테리오파지 λ는 용원성 생활사로 들어간다. 하지만, 숙주의 성장이 느리면, Cro 합성이 많아지고 용균성 생활사에 관여하는 유전자들이 활성화된다. (가) 과정은 용원성 생활사로 들어가는 과정이므로, (가) 과정 동안 cI 단백질의 활성이 Cro 단백질의 활성보다 더 높다는 설명은 옳다.

ㄴ. (나) 과정에서 λ RNA와 단백질은 숙주 세균의 RNA 중합효소와 번역 기구에 의해 합성된다.

| 오답해설 |

ㄷ. (다) 과정에서는 세균의 세포벽을 파괴하는 효소인 라이소자임(lysozyme)의 작용이 필요하다. 셀룰레이스(cellulase)는 식물의 세포벽을 분해하는 효소이므로 (다) 과정에서 필요하지 않다.

05.
정답 ④

| 자료해석 |

이 문제는 갑상선 기능 검사와 갑상선 질환에 대해 이해하고 있는지 확인하기 위한 적용형문제이다. 갑상선호르몬 합성이 증가 또는 감소되는 임상적 상태(각각 갑상선기능항진증과 갑상선기능저하증)는 흔히 일어난다. 갑상선기능항진증(hyperthyroidism)은 갑상선호르몬의 혈중 농도가 지나치게 높은 상태인데, 안구돌출증, 과다한 땀분비, 체중 감소 등의 증상이 나타난다. 갑상선기능저하증(hypothyroidism)은 갑상선호르몬의 혈중 농도가 지나치게 낮은 상태인데, 무기력하고 체중이 증가하며 추위를 잘 견디지 못하는 증상이 나타난다.

| 정답 및 오답해설 |

갑상선자극호르몬(TSH)의 측정은 갑상선 기능을 평가하는 데 있어 첫 번째 검사이다. 갑상선자극호르몬의 혈청 농도는 갑상선염이 발생했을 때 나타나는 원발성(primary, 1차성) 갑상선기능저하증(ⓒ)에서 높고, 속발성(secondary, 2차성) 갑상선기능저하증에서는 낮다. 또한 갑상선자극호르몬의 혈청 농도는 자가면역질환인 그레이브스병에서와 같은 원발성(primary, 1차성) 갑상선기능항진증(ⓒ)에서 낮고 뇌하수체 종양을 앓을 때 나타나는 속발성(secondary, 2차성) 갑상선기능항진증(㉠)에서는 높다. 따라서 위에서 설명한 것과 같이 각 질환이 잘 연결되어 있는 ④번이 정답이다.

06.
정답 ③

| 자료해석 |

이 문제는 수정과정에 대해 이해하는지를 확인하기 위한 이해형문제이다. 성게 정자의 세포막에 존재하는 빈딘이 성게 난자의 난황막에 존재하는 빈딘 수용체와 결합하면 난자 세포막의 Na^+ 통로가 열려 Na^+가 유입되면서 막전위가 20 mV까지 상승하여 약 1분 동안 유지된다. 이와 같은 막전위 상승을 수정막전위(fertilization potential)라 하는데, 막전위가 17 mV보다 높을 때에는 새로운 정자가 난자와 추가적으로 융합할 수 없어 다수정이 방지된다.

| 정답해설 |

③ ⓒ 시점이 경과된 후에는 또 다른 정자와 난자의 융합이 불가능한데, 그 이유는 수정막이 형성되었기 때문이다. 따라서 ⓒ 시점 전에 수정막이 형성되지 않는다면, 다수정이 일어날 것이다라는 설명은 옳다.

| 오답해설 |

① 생쥐(포유류)의 난자에서는 성게의 난자에서 보이는 것과 같은 수정 후의 막전위 변화가 나타나지 않는다.

② ㉠ 시점보다 ⓒ 시점에서 성게 난자 세포막의 Na^+의 투과도는 더 작을 것이다.

④ 위의 현상은 정자 세포막에 존재하는 단백질(빈딘)이 난자 난황막에 존재하는 수용체(빈딘 수용체)와 결합했을 때 일어난다.

⑤ 성게의 난자는 암컷에서 방출될 때 이미 감수분열을 완료하였으므로 수정 과정에서 즉시 융합한다. 보기의 내용은 포유류의 수정과정에 해당하는 설명이다.

07.   정답 ③

| 자료해석 |

이 문제는 경쟁적 PCR(Competitive PCR) 실험을 이용하여 대체 RNA 스플라이싱(alternative RNA splicing)을 확인하는 실험을 분석 및 종합한 후 주어진 보기가 옳은지 평가하는 분석·종합·평가형문제이다.

문제에서 주어진 실험을 살펴보면, 자료에서 성장호르몬 A를 처리하기 전에 근육세포에서는 유전자 X의 발현이 일어나지 않는다고 하였으므로 근육에서 성장호르몬 A를 처리하지 않은 실험구에서 얻는 3.5 kb PCR 산물(++)은 간조직의 cDNA 도서관을 주형으로 생산된 것임을 알 수 있다. 그런데 간에서 성장호르몬 A를 처리하지 않은 실험구에서 얻는 3.5 kb PCR 산물의 양(+++)은 동일한 조건의 근육에서의 얻은 3.5 kb PCR 산물의 양(++)보다 많으므로, 간에서는 성장호르몬 A를 처리하지 않았을 때에도 "+"의 양으로 유전자 X가 발현되는 것을 알 수 있다. 또한 성장호르몬 A를 처리한 간조직에서는 "++++"의 양으로 유전자 X가 발현되는 것을 확인할 수 있는데, 이것은 성장호르몬 A는 간조직에서 유전자 X의 발현을 촉진시킨다는 것을 말해준다. 하지만 근육에 성장호르몬 A를 처리한 경우는 3.5 kb PCR 산물의 양이 "+"로 성장호르몬 A를 처리하지 않은 경우의 양(++)보다 오히려 더 적어진 것을 확인할 수 있는데, 이러한 결과는 근육에서는 성장호르몬 A의 처리로 유전자 X의 mRNA가 엑손 2나 3을 가지지 않는 상태로 생산되어(대체적 RNA 스플라이싱 결과임) 제한된 양의 PCR 프라이머가 간조직 cDNA 도서관에 있는 유전자 X의 cDNA를 증폭시키는 것과 근육조직 특이적인 유전자 X의 cDNA를 증폭시키는 것을 두고 경쟁하였기 때문에 나타난 것이다.

| 정답해설 |

③ 자료해석에서 살펴본 바와 같이, 문제에서 주어진 자료를 통해서 성장호르몬 A를 처리하기 전에도 간세포에는 유전자 X의 발현이 일어난다는 것을 알 수 있다.

| 오답해설 |

①, ② 자료해석에서 살펴본 바와 같이, 문제에서 주어지 실험를 통해서 성장호르몬 A가 간(liver)과 근육에서 유전자 X의 발현에 미치는 영향은 모두 양성적(+)이라는 것을 알 수 있다. 다만 간과 근육에서 생산되는 유전자 X의 mRNA 크기는 서로 다르다.

④ 자료해석에서 살펴본 바와 같이, 문제에서 주어진 자료를 통해서 간과 근육에서 생산되는 유전자 X의 mRNA 크기는 서로 다르다는 것을 알 수 있다. 따라서 간과 근육에서 유전자 X의 산물(단백질)의 크기는 서로 다를 것이라는 설명은 옳다.

⑤ 근육에서는 대체 RNA 스플라이싱을 통해 exon 2나 exon 3을 가지지 않는 유전자 X의 mRNA를 생산한다. 따라서 근육에 분리한 mRNA를 주형으로 만든 cDNA를 (라)에서 사용한 프라이머를 이용해 증폭하면 3.5 Kb 크기의 밴드를 얻을 수 없다는 설명은 옳다.

08. 정답 ⑤

| 자료해석 |

이 문제는 TLR(Toll-like receptor)에 의한 선천성 면역에 대해 이해하고 있는지 확인하기 위한 이해형문제이다. TLR은 포유동물의 식세포들이 바이러스, 곰팡이, 세균 성분을 감지하기 위해 이용하는 여러 종류의 수용체 중 하나인데, TLR은 리간드 결합영역인 LRR과 자신의 다른 단백질과 상호작용하는 영역인 TIR 영역으로 구성되어 있다.

TLR은 병원체관련분자유형(pathogen associated molecular pattern, PAMP)이라 불리는 특정 부류 미생물에 공통적으로 존재하는 특정 분자 유형(LPS, 펩티도글리칸, 플라젤린 등)을 인식한다. 사람에게는 9가지의 기능적으로 다른 TLR이 있으며, TLR1부터 TLR9까지 명명되었다(이후에도 새로운 TLR이 계속 발견되고 있음). 이중에서 TLR3은 소낭(엔도솜)의 막에 존재하는데, 이는 바이러스 특이적인 핵산의 한 형태인 이중나선의 RNA를 인식한다. TLR3과 마찬가지로 소낭(엔도솜)의 막에 존재하는 TLR9는 메틸화되지 않은 CG 서열을 가진 DNA(CpG DNA)를 인식한다. 한편, 식세포의 원형질막에는 TLR4와 TLR5 등이 존재하는데, TLR4는 여러 세균의 표면에서 발견되는 지질 다당체를 인식하고 TLR5는 세균 편모의 주된 구성 성분인 플라젤린(flagellin)을 인식한다. TLR에 미생물에 공통적으로 존재하는 특정 분자 유형이 결합하면 세포내 신호전달경로가 활성화되는데, 그 결과 식세포에서는 병원체에 대한 선천면역에 관여하는 산물을 만들어내는 유전자의 전사가 일어난다.

| 정답해설 |

ㄱ. ㉠(TLR4)은 그람음성세균의 세포벽 성분인 지질다당체(LPS)를 인식한다.
ㄴ. ㉡(TLR9)과 TLR3는 소낭(엔도솜)에서 주로 발견된다.
ㄷ. TLR은 미생물에서는 발현되지만 건강한 포유류 세포에서는 발현되지 않는 구조(LPS, 테이코산, 플라젤린, 펩티도글리칸, 이중가닥 RNA, CpG DNA)를 인식한다.

09. 정답 ④

| 자료해석 |

이 문제는 이자의 단백질가수분해효소 분비와 활성화에 대하여 이해하고 있는지 확인하기 위한 이해형문제이다. 이자는 단백질가수분해효소와 지방분해효소, 그리고 핵산분해효소 등 다양한 가수분해효소와 중탄산염이 풍부한 용액을 분비한다. 중탄산염은 위에서 온 유미즙의 산성을 중화시키는 완충용액으로 작용한다. 이자의 단백질가수분해효소는 단백질의 분해작용으로부터 세포를 보호하기 위해 불활성 전구체 형태로 분비되는데, 트립시노겐, 키모트립시노겐, 프로카르복시펩티데이스 등이 이에 해당한다. 작은창자 내벽세포의 세포막에서 작용하는 효소인 엔테로키네이스(enterokinase)(㉠)는 단백질의 분해작용으로 트립시노겐을 활성화하여 트립신으로 전환한다. 트립신은 단백질분해효소 활성을 통해 키모트립시노겐과 프로카르복시펩티데이스를 키모트립신과 카르복시펩티데이스로 활성화시킨다.

| 정답해설 |

ㄴ. 키모트립신은 엔도펩티데이스(endopeptidase)로서 폴리펩티드 사슬 내의 티로신 잔기나 페닐알라닌 잔기, 혹은 트립토판 잔기의 카르복시기 쪽에 있는 펩타이드 결합만을 분해하여 작은 펩타이드 조각들을 생성한다. 따라서 ㉡(키모트립신)의 작용에 의해 생성된 펩타이드들의 대부분은 C-말단에 티로신이나 트립토판, 페닐알라닌 잔기가 존재한다는 설명은 옳다.
ㄷ. 십이지장의 유미즙에 단백질 소화산물과 지방산이 존재하면, 십이지장 벽세포는 콜레시스토키닌(CCK)을 분비하여 이자와 쓸개주머니를 자극한다. CCK의 자극으로 이자에서는 소화효소의 분비가 증가하며, 쓸개주머니는 수축하여 쓸개즙을 방출한다. 따라서 콜레시스토키닌(CCK)은 (가) 과정을 촉진한다는 설명은 옳다.

| 오답해설 |

ㄱ. 엔테로키네이스(enterokinase)(㉠)는 이자에서 분비되는 것이 아니라 작은창자 내벽세포가 생산한 후 내벽세포의 내강면 세포막에 부착한 상태로 작용한다.

10. 정답 ⑤

| 자료해석 |

이 문제는 G_1 확인점(check point)에서의 세포주기조절에 대해 이해하고 있는지 확인하기 위한 분석·종합·평가형문제이다. EGF와 같은 성장인자의 신호가 Ras가 관여하는 MAP 인산화효소 연쇄경로를 통해 세포주기조절계로 전달되면, 세포는 'G_1기 → S기' 전환이 일어난다. 성장인자의 자극으로 사이클린 D(㉠)를 암호화하는 유전자의 발현이 촉진되어 사이클린 D가 생산되면, 사이클린 D는 Cdk4와 결합하여 Cdk4를 활성화시킨다. 활성화된 Cdk4는 Rb(단백질 X)를 인산화하여 불활성화시키는데, 그 결과 전사인자 E2F가 활성화된다. 활성화된 E2F는 사이클린 E와 사이클린 A의 전사를 유도하는데, 그로인해 생산된 사이클린 E는 사이클린 E/Cdk2 복합체를 형성한 후 G_1기에서 S기로의 전환을 촉진한다.

| 정답해설 |

ㄱ. ㉠(사이클린 D)을 암호화하는 유전자의 암호화부위가 하우스키핑유전자(housekeeping gene)의 조절부위 하류(downstream)로 전좌되면, ㉠(사이클린 D)은 성장인자의 신호가 없어도 항상 발현되어 G_1 확인점에서의 세포주기의 진행을 유도할 것이다. 따라서 이러한 돌연변이는 정상 세포가 암세포로 전환되는 것을 촉진할 것임을 알 수 있다.

ㄷ. 문제에서 제시한 그림을 살펴보면 ㉡(Cdk2)이 고활성을 가지도록 하는 점돌연변이가 발생하면 E2F가 과도하게 활성화될 것임을 알 수 있다. E2F가 과도하게 활성화되면 'G_1기 → S기' 전환이 촉진될 것이므로, 이 돌연변이는 정상 세포가 암세포로 전환되는 것을 촉진할 것임을 알 수 있다.

| 오답해설 |

ㄴ. 종양억제유전자 산물인 단백질 X(Rb)를 인산화시키는 효소(kinase)에 기능상실 돌연변이가 발생하면 종양억제단백질인 단백질 X가 항상 활성 상태로 존재하여 E2F를 계속 불활성화시킬 것이다. 따라서 G_1기에서 S기로의 전환이 일어나지 못해 세포가 분열하지 못하게 되므로, 암세포가 될 수 없을 것이다.

11. 정답 ②

| 자료해석 |

이 문제는 자율신경계에 의한 소화의 조절에 대해 이해하고 있는지 확인하기 위한 이해형문제이다. 문제에서 주어진 자료를 살펴보면, 뇌에 해당하는 A부위에서 기원된 뇌신경이 소화계에 직접 분포하여 소화계를 조절하고 있는 것을 확인할 수 있는데, 이것은 A는 소화 조절을 담당하는 자율신경계의 중추인 연수이고 여기서 기원된 뇌신경은 자율신경계 중 부교감신경(미주신경)이란 것을 말해준다. 연수는 호흡, 심장과 혈관의 활성 조절, 삼키기, 구토, 소화 등 내장기관의 자율적이고 항상적인 기능을 조절한다. 자율신경계 중 부교감신경은 대부분 뇌간에서 기원되고 일부는 척수의 끝부분(천수)에서 기원되는데, "휴식과 소화"의 신체 반응이 일어나게 한다.

| 정답해설 |

ㄷ. B 부위는 대장(결장)인데, 이곳에 서식하는 몇몇 세균은 비오틴, 엽산, 비타민 K와 다양한 비타민 B 등을 합성하여 비타민 섭취를 보충할 수 있도록 해준다.

| 오답해설 |

ㄱ. 자료해석에서 살펴본 바와 같이 A 부위는 연수인데, 연수는 호흡, 심장과 혈관의 활성 조절 등을 담당한다. 시각반사의 조절은 중뇌의 기능이다. 따라서 주어진 설명은 옳지 않다.

ㄴ. ㉠은 연수로부터 뻗어 나온 부교감신경(미주신경)이므로, ㉠을 자극하면 펩시노겐이나 트립시노겐 등의 소화효소의 분비가 촉진(소화작용이 촉진)된다. 그런데 펩시노겐은 위의 주세포에서 분비되므로, ㉠을 자극하면 위의 부세포에서 펩시노겐의 분비가 증가한다는 설명은 옳지 않다.

12.
정답 ⑤

| 자료해석 |

본 문항은 모세혈관에서 물질교환이 일어나는 원리를 이해하고 이를 바탕으로 주어진 조건에서의 상황을 추론하는 적용형 문제이다. 문제에서 주어진 그래프를 보면, 물질교환은 세동맥 말단 쪽에서는 여과가 일어나고, 세정맥 쪽으로 갈수록 혈압이 감소하여 재흡수가 일어나는 것을 확인할 수 있다. 모세혈관의 각 지점에서 외압은 (모세혈관의 혈압-조직액압)-(혈장 교질삼투압-조직액의 교질삼투압)으로 결정된다.

| 정답해설 |

ㄱ. 간이 손상되면 혈장 단백질이 제대로 생산되지 못하기 때문에 혈장 교질삼투압 값이 감소(내압 그래프가 더 아래로 이동)한다. 따라서 ㉠ 면적이 증가하여 부종이 일어날 수 있다.
ㄴ. 조직액의 교질삼투압은 혈액을 조직액으로 여과시키는 힘으로 작용한다. 따라서 A 지점에서 조직액의 교질삼투압은 혈장을 조직액으로 이동시키는데 기여한다.
ㄷ. 소동맥의 이완은 모세혈관 혈압을 증가시키므로, 외압 그래프가 Ⅰ 방향으로 이동하게 한다.

13.
정답 ⑤

| 자료해석 |

이 문제는 멘델 법칙과 불완전 우성에 대해 이해하고 있는지 확인하기 위한 분석·종합·평가형문제이다. 문제에서 꽃 모양이 막대형인 것은 원형인 것에 대해 완전 우성이라고 하였으므로, 막대형 대립유전자를 L, 둥근형 대립유전자를 l이라고 하면 L>l로 표현할 수 있다. 또한 문제에서 빨간색 꽃을 피우는 개체와 흰색 꽃을 피우는 개체를 교배하면, 모두 분홍색 꽃을 피우는 자손이 나왔고 분홍색 꽃을 피우는 개체끼리 교배하면 빨간색 꽃 : 분홍색 꽃 : 흰색 꽃 = 1 : 2 : 1의 비율로 나타났다고 하였으므로, 꽃 색은 불완전 우성으로 유전된다는 것과 분홍색 꽃을 피우는 개체는 이형접합자(Rr, R: 붉은색 대립유전자, r: 흰색 대립유전자)라는 것을 알 수 있다.

| 정답해설 |

ㄴ. 빨간색이고 둥근형 개체의 유전자형은 RRll이므로, 이것을 양성잡종 개체(RrLl)와 교배하면 자손은 빨간색·막대형(RRLl) : 빨간색·둥근형(RRll) : 분홍색·막대형(RrLl) : 분홍색·둥근형(Rrll) = 1 : 1 : 1 : 1로 나온다. 따라서 빨간색이고 둥근형 개체를 양성잡종 개체와 교배하면, 빨간색이고 막대형 개체와 분홍색이고 둥근형 개체는 1:1의 비율로 나타난다는 설명은 옳다.
ㄷ. F_1은 양성잡종(RrLl)이므로 F_1끼리 교배하면, F_2에서 분홍색이고 둥근형 꽃을 피우는 개체(Rrll)는 $\frac{1}{8}$의 확률로 나온다.

| 오답해설 |

ㄱ. 자료해석에서 살펴본 바와 같이, 문제에서 주어진 자료를 통해 식물 X의 꽃 색은 불완전 우성으로 유전된다는 것을 알 수 있다. 따라서 꽃 색이 빨간색인 식물 X 개체의 유전자형은 동형접합성(RR)일 수는 있지만 이형접합성(Rr)일 수는 없다.

14.

정답 ①

| 자료해석 |

이 문제는 RNA 중합효소 II의 구성요소인 RAD25 단백질의 기능을 확인하기 위해 수행한 실험을 분석 및 종합한 후 주어진 보기가 옳은지 평가하는 분석·종합·평가형문제이다. RNA 중합효소 II는 진핵생물에서 유전자로부터 mRNA의 전구체를 합성하는 효소로, DNA 중합효소가 DNA 폴리뉴클레오타이드를 합성하는 데에 필요한 별도의 프라이머(primer)나 헬리카아제(helicase)의 도움 없이도 RNA 폴리뉴클레오타이드를 합성할 수 있다.

문제에서 제시한 실험의 결과를 보면, <실험 과정> (나)에서 RAD25나 ATP만 넣어준 경우는 7,000 nt 크기의 단일가닥과 41 nt 크기의 단일가닥이 혼성화된 상태의 밴드만 나타난 것을 확인할 수 있다. 하지만 RAD25와 ATP를 둘 다 넣어준 경우는 41 nt 크기의 밴드가 같이 나타나는 것을 확인할 수 있다. 이를 통해 이 두 가지 물질이 모두 존재해야 혼성화되었던 7,000 nt의 단일가닥 DNA와 41 nt의 단일가닥 DNA가 변성된다는 것(서로 분리된다는 것)을 유추할 수 있다. 즉, RAD25 단백질은 DNA 이중가닥을 단일가닥으로 풀어주는 DNA 헬리카아제(helicase) 활성을 가지고 있다는 것을 알 수 있다.

| 정답해설 |

ㄱ. 자료해석에서 살펴본 바와 같이, 문제에서 주어진 실험을 살펴보면 RAD25가 DNA 이중가닥을 풀어주는 작용을 수행하기 위해서는 ATP가 필요하다는 것을 알 수 있다.

| 오답해설 |

ㄴ. 음성초나선 형성은 양성 초나선을 풀어주는 것을 의미하는데, 이것은 gyrase와 같은 위상이성질화효소(topoisomerase)에 의해 수행된다. RAD25 단백질은 DNA 이중가닥을 단일가닥으로 풀어주는 작용을 한다. 따라서 RAD25는 음성 초나선을 형성시키는 작용을 수행한다는 설명은 옳지 않다.

ㄷ. 포름알데히드(formaldehyde)는 염기 간에 형성된 수소결합을 파괴하여 이중나선을 단일가닥으로 변성시키는 물질이다. 만일 (다) 과정의 전기영동을 이중나선을 변성시키는 포름알데히드(formaldehyde)가 포함된 겔에서 수행했다면, 레인 2에서부터 레인 5까지 모든 레인에서 (가)에서 얻은 혼성화 산물이 모두 변성될 것이다. 이렇게 되면, 레인 2에서부터 레인 5까지 모든 레인에서 위쪽의 큰 크기의 밴드는 나타나지 않고 41 nt 위치에서만 밴드가 나타날 것이다. 하지만 <실험 결과>에서는 그렇게 나타나지 않은 것을 확인할 수 있다. 따라서 (다) 과정의 전기영동은 이중나선을 변성시키는 포름알데히드(formaldehyde)가 포함된 겔에서 수행해야한다는 설명은 옳지 않다.

15. 정답 ①

| 자료해석 |

이 문제는 탈수소효소의 조효소 NAD^+에 대해 이해하고 있는지 확인하기 위한 이해형문제이다. 산소호흡을 수행하는 세포에서는 연료 분자들의 산화에서 궁극적인 전자 받개는 O_2이지만, 전자들이 O_2로 직접 옮겨지는 것은 아니다. 그 대신 연료분자들은 산화될 때 방출되는 전자들을 특별한 운반체로 옮기는데, 이 운반체는 NAD^+나 FAD이다. NAD^+(B 형태)는 연료분자들의 산화에서 주요한 전자 받개인데, NAD^+의 반응성 부분은 니코틴 아미드 고리이다. 기질의 산화에서 NAD^+의 니코틴 아미드 고리는 한 개의 수소 이온과 두 개의 전자를 받는데, 이 운반체들의 환원형은 NADH(A 형태)이다. FAD의 반응성 부분은 비타민 리보플라빈의 유도체인 이소알록사진 고리이다. FAD는 NAD^+처럼 2개의 전자를 받아들인다. 그러나 NAD^+와는 달리 2개의 양성자를 받아들인다. 이 운반체의 환원형은 $FADH_2$이다.

| 정답해설 |

ㄱ. ㉠ 과정은 NADH가 NAD^+로 산화되는 과정인데, 이 과정은 미토콘드리아 내막에 존재하는 다중단백질 복합체 Ⅰ에 의하여 일어난다.

| 오답해설 |

ㄴ. NAD^+가 NADH로 환원되는 반응은 해당과정을 촉매하는 효소 중의 하나인 G3P 탈수소효소에 의해 G3P가 DPG로 산화될 때 일어난다. 해당과정은 세포기질(cytosol)에서 일어나므로, B 형태는 세포기질(cytosol)에서는 발견되지 않는다는 설명은 옳지 않다.

ㄷ. ㉡ 과정에서 2개의 e^-와 2개의 수소이온이 결합하는 것이 아니라 2개의 e^-와 1개의 수소이온이 결합한다.

16. 정답 ②

| 자료해석 |

이 문제는 적혈구 세포막에 존재하는 플립페이스(flippase)상에 존재하는 설프히드릴기 역할을 확인하기 위해 수행한 실험을 분석 및 종합한 후 보기의 설명이 옳은지 평가하는 분석·종합·평가형문제이다. 적혈구 세포막에 존재하는 플립페이스의 활성이 높으면 <실험 과정> (나)에서 적혈구막 인지질이중층의 세포외층에 삽입된 NBD-PS가 세포질층으로 플립-플롭될 것이므로, 그로 인해 BSA와 결합을 하지 못하게 되어 높은 형광을 보일 것이다. 하지만 플립페이스의 활성이 낮으면 적혈구막 인지질이중층의 세포외층에 삽입된 NBD-PS가 그대로 세포외층에 남아있을 것이므로, BSA와 결합을 하게 되어 낮은 형광을 보일 것이다.

| 정답해설 |

ㄴ. <실험 결과>에서 설프히드릴기에 공유결합하는 약물인 NEM(N-ethylmaleimide)을 처리한 경우는 PS의 플립-플롭이 일어나지 못한다. 따라서 BSA 처리 결과 NBD-PS의 형광이 나타나지 못하게 되어 낮은 형광정도를 나타낸 것을 확인할 수 있다. 하지만 NEM을 처리하지 않은 경우는 PS의 플립-플롭이 활발히 일어난다. 따라서 BSA를 처리하더라도 NBD-PS의 형광이 나타날 수 있으므로, 높은 형광정도를 나타낸 것을 확인할 수 있다. 이러한 결과는 플립페이스의 설프히드릴기는 효소활성에 필요하다는 것을 말해준다.

| 오답해설 |

ㄱ. 플립페이스 활성이 높으면 NBD-PS가 대부분 세포질층으로 플립-플롭되어 BSA가 결합할 수 없게 되므로, (다)에서 NBD에 결합한 BSA의 수는 플립페이스 활성이 높은 세포보다 낮은 세포가 더 많다.

ㄷ. 미성숙 적혈구에서 인지질 PS(phosphatydylserine)는 세포막의 세포질층에서 합성되는 것이 아니라, 활면소포체 막에서 합성된다.

17.   정답 ①

| 자료해석 |

이 문제는 반성 유전과 X 염색체 불활성화에 대하여 이해하고 있는지 확인하기 위한 분석·종합·평가형문제이다. 주어진 자료에서 고양이 털색은 X 염색체 상에 존재하는 2개의 대립 유전자에 의해 결정된다고 하였다. 그런데 암컷 고양이는 X 염색체 불활성화로 2개의 X 염색체 중 하나가 불활성화되므로, 이형 접합성 암컷 고양이는 삼색털이 된다. 대립 유전자의 빈도를 구하기 위해서는 개체군 내에 존재하는 전체 대립 유전자의 수와 각 대립 유전자의 수를 구해야 한다.

| 정답해설 |

ㄴ. C^y의 빈도
$= [2(7)+54+42] \div [353+2(338)] = 0.107$

| 오답해설 |

ㄱ. X 염색체 상에 존재하므로 C^b와 C^y가 공동 우성인지 여부는 알 수 없다.

ㄷ. 검정색 수컷 고양이가 암컷 고양이와 교배하여 삼색털 고양이를 낳을 확률은 $\frac{1}{2}[\frac{7}{338}+\frac{1}{2}(\frac{54}{338})]$이다.

18.   정답 ②

| 자료해석 |

이 문제는 암 발생에 대하여 이해하고 있는지 확인하기 위한 이해형문제이다. 암세포는 신체의 조절작용에 정상적으로 반응하지 않는다. 이들은 과도하게 분열하며, 다른 조직으로 퍼져 간다. 이들이 억제되지 않으면 결국에는 개체를 죽이게 된다. 이와 같이 정상세포가 암세포로 변해가는 과정을 형질전환(transformation)이라고 하는데, 신체의 면역시스템은 대부분의 경우 형질전환된 세포를 인식하여 파괴한다. 그러나 세포가 이러한 파괴과정을 피해가면 증식을 계속하여 정상조직 내에 비정상세포덩어리인 종양을 형성한다. 만일 비정상세포가 원래의 위치에 계속 남아 있으면 이 덩어리를 양성종양이라고 하며, 전이능력을 획득하여 림프관이나 혈관을 통하여 신체의 다른 부위로 이동할 수 있으면 악성종양이라 한다.

| 정답해설 |

② 암이 발생하는 동안((가)~(다) 과정 동안) 돌연변이로 인해 암유전자는 활성화되고, 종양억제유전자는 기능을 상실한다.

| 오답해설 |

① A는 아직 전이(metastasis) 능력이 없는 양성종양이다.
③ B는 다른 조직을 침윤(invasion)하고 림프관이나 혈관을 따라 이동하므로(전이되므로) 악성종양이다.
④ 세포가 암세포로 되기 위해서는 여러 유전자에 돌연변이가 연속해서 일어나야 하는데, 악성종양(B)이 양성종양(A)보다 더 많은 돌연변이를 축적하고 있다.
⑤ 암세포는 계속해서 무한증식을 하는 세포이므로, 정상적인 대장 상피세포보다 텔로머라아제(telomerase) 활성이 높게 나타난다.

19. 정답 ③

| 자료해석 |

이 문제는 골지힘줄기관(Golgi tendon organ)에 의해 일어나는 골지힘줄 반사(tendon reflex)에 대해 이해하고 있는지 확인하기 위한 이해형문제이다. 골지힘줄 반사는 과도한 근육 수축으로부터 오는 근육 손상을 막기 위해 일어나는 반사로서, 체성 반사의 한 종류이다. 골지힘줄 반사를 일으키는 기계수용기 A(골지힘줄기관)는 신장수용기(stretch receptor)로서, 근육의 수축이 너무 강할 때 활성화된다. 이 수용기에서 생성된 활동전위는 신근(근육 X)으로 연결되는 척수의 운동뉴런을 억제하여 근육이 이완되도록 함으로써 신근의 파열을 막는다. 동시에 굴근(근육 Y)으로 연결되는 척수의 운동뉴런의 흥분을 유발하여 다리가 굽혀지게 한다.

| 정답해설 |

ㄱ. (가)에서 확인할 수 있는 것처럼 힘줄에 존재하는 수용기 A(골지힘줄기관)는 근육이 수축할 때 힘줄이 신장되는 것에 의해 활성화되는 수용기이다. 따라서 수용기 A는 신장수용기라는 설명은 옳다.

ㄴ. ⓐ는 감각근인 배근(dorsal root)이고 ⓑ는 운동근인 복근(ventral root)이다.

| 오답해설 |

ㄷ. ㉠을 통해 활동전위가 높은 빈도로 전달되면, 근육 X(신근)는 이완되고 근육 Y(굴근)는 수축이 촉진된다.

20. 정답 ④

| 자료해석 |

이 문제는 기능적 잔기량 및 폐포 환기량에 대해 이해하고 있는지 확인하기 위한 분석·종합·평가형문제이다. 1회 호흡량(통기량)은 1회 호흡 시 흡기된(또는 호기된) 공기의 양을 의미하고, 기능적 잔기량(functional residual capacity)은 안정 상태에서 호흡운동(breathing)을 할 때의 호기말 용적을 의미한다.

문제에서 주어진 그림을 살펴보면, 사람 X의 1회 호흡량은 500 mL인 것과 흡기말 용적이 2,700 mL인 것, 그리고 호기말 용적이 2,200 mL인 것 등을 확인할 수 있다. 따라서 사람 X의 1회 호흡량은 500 mL(=2,700 mL−2,200 mL)이라는 것과 기능적 잔기량은 2,200 mL이라는 것을 알 수 있다. 또한 문제에서 주어진 그림에서 사람 X의 흡기 때 몸 내부로 들어온 공기 500 mL중 150 mL은 가스교환이 일어나지 못하는 기도를 채우고 있는 것을 확인할 수 있다. 따라서 실질적으로 가스교환에 참여하고 있는 공기의 양은 350 mL(=500 mL−150 mL)이다.

| 정답해설 |

④ 폐환기량(alveolar ventilation)은 1분 동안 실질적으로 가스교환에 참여한 공기의 양을 의미한다. 자료해석에서 살펴본 바와 같이, 1회 호흡 동안 실질적으로 가스교환에 참여하고 있는 공기는 흡입한 500 mL 중 350 mL이다. 따라서 사람 X의 폐환기량은 4,200 mL/분[=12회 호흡/분 ×(500 mL−150 mL)]이라는 것을 알 수 있다.

| 오답해설 |

① 자료해석에서 살펴본 바와 같이, 문제에서 주어진 그림을 통해 사람 X의 1회 호흡량은 500 mL인 것을 알 수 있다.

② 문제에서 주어진 그림을 통해 사람 X의 기능적 잔기량(호기말 용적)은 2,200 mL인 것을 알 수 있다.

③ 호흡주기 동안 흉강의 압력(늑막 내압)은 756 mmHg에서 754 mmHg로 변하는데, 허파가 (가) 상태일 때(흡기 말)에는 754 mmHg이고 (나)상태 일 때(호기 말)에는 756 mmHg이다. 따라서 흉강의 압력(늑막 내압)은 허파가 (나) 상태일 때가 (가) 상태일 때보다 더 크다.

⑤ 횡격막은 흡기 때 수축하고 호기 때 이완하므로, 횡격막의 장력은 흡기 때 커지고 호기 때 작아진다. 따라서 횡격막에 걸려 있는 장력의 크기는 허파가 (나) 상태일 때(호기 말)가 (가) 상태일 때(흡기 말)보다 더 작다.

21. 정답 ③

| 자료해석 |

이 문제는 미각수용기에 대해 이해하고 있는지 확인하기 위한 이해형문제이다. 사람에서 미각을 담당하는 수용기세포는 상피세포가 변형된 세포로, 혀와 구강의 몇몇 지역에 산재되어 있는 맛봉오리(taste bud)에 모여 있다. 맛봉오리의 바깥 표면에는 맛공이 있어 감각세포의 끝이 표면으로 노출되어 있다. 사람은 단맛, 신맛, 짠맛, 쓴맛, 그리고 우마미맛(감칠맛)의 다섯 가지 맛을 감지한다. 혀의 어느 부위를 불문하고 맛봉오리가 있다면 이 다섯 가지 맛을 모두 감지할 수 있다. 맛 물질을 감지하는 수용체 단백질에는 몇 가지 유형이 존재한다. 단맛, 우마미맛, 그리고 쓴맛을 감지하기 위해서는 G 단백질 연계 수용체(G-protein coupled receptor, GPCR)가 필요하고, 신맛을 감지하기 위해서는 TRP(transient receptor potential) 종에 속하는 단백질이 필요하다. 소금에 대한 맛수용체는 소듐통로이다.

| 정답 및 오답해설 |

사람은 단맛, 신맛, 짠맛, 쓴맛, 그리고 우마미맛의 다섯 가지 맛을 감지한다. 산이나 다른 신맛을 내는 물질에서 유래되는 H^+은 신맛수용체를 활성화시켜 수용기세포가 탈분극되게 함으로써 신맛을 느끼게 한다. 짠맛은 소금에서 유래된 Na^+이 소듐통로를 통해 수용기세포로 유입됨으로써 수용기세포가 탈분극되게 함으로써 느끼게 된다. 단맛 또는 쓴맛으로 인지되는 맛을 내는 물질은 매우 다양한데, 키닌이 대표적인 쓴맛을 내게 하는 물질이며 포도당이나 설탕 같은 물질이 단맛을 내게 한다. 우마미맛은 글루탐산에 의한 맛이다. 캡사이신(capsaicin)을 감지하는 캡사이신 수용체(capsaicin receptor)는 통각수용기에 존재하는 수용체이므로 캡사이신은 아픈 자극(통각)으로 느끼게 된다. 즉, 캡사이신은 맛 자극으로 감지되는 것이 아니라 아픈 자극으로 감지되므로 맛수용체 단백질에 의해 감지되지 않는다.

22. 정답 ④

| 자료해석 |

이 문제는 고혈압과 고혈압 치료제로 이용되는 이뇨제에 대해 이해하고 있는지 확인하기 위한 적용형문제이다. 세포외액량이 정상 수준보다 높은 환자는 고혈압 환자이다.

문제에서 주어진 그림을 살펴보면, 약물 X를 처리하기 시작한 직후 Na^+의 배설량은 증가한 것으로 보아 약물 X는 Na^+의 배설을 촉진(Na^+의 재흡수를 억제)하는 약물이라는 것을 확인할 수 있다. Na^+의 재흡수가 억제되면 물의 재흡수도 억제되어 소변량이 많아지는데, 그 결과 세포외액량은 감소하고 평균동맥혈압은 낮아지게 된다. 즉, 약물 X는 고혈압 치료에 이용되는 이뇨제이다.

| 정답해설 |

ㄱ. 평균동맥혈압은 세포외액량이 많을 때가 적을 때보다 더 높다. 따라서 평균동맥혈압은 t_1일 때(세포외액량이 더 많을 때)가 t_2일 때(세포외액량이 더 적을 때)보다 더 높다는 설명은 옳다.

ㄴ. 안지오텐신 변환효소(angiotensin converting enzyme, ACE)는 허파에 존재하는 효소로 안지오텐신 Ⅰ을 안지오텐신 Ⅱ로 전환시키는 작용을 한다. 안지오텐신 Ⅱ는 여러 경로를 통해 평균동맥혈압을 높이는 호르몬인데, 그 중 하나가 Na^+의 재흡수를 촉진하는 작용을 하는 알도스테론의 분비 촉진이다. 따라서 안지오텐신 변환효소(angiotensin converting enzyme, ACE)의 특이적 억제제는 Na^+의 배설을 촉진하는 작용을 하는 약물 X가 될 수 있다.

| 오답해설 |

ㄷ. 문제에서 주어진 그래프를 살펴보면, 약물 X의 효과는 처리기간 내내 유지되지 못하고 수일이 경과하면 사라지는 것을 확인할 수 있다. 따라서 주어진 설명은 옳지 않다.

23. 정답 ⑤

| 자료해석 |

이 문제는 점돌연변이로 인해 발생하는 열성 유전질환을 확인하기 위해 수행한 실험을 분석 및 종합한 후 평가하는 분석·종합·평가형문제이다. 문제에서 제시한 실험을 살펴보면, 유전자 X의 정상 대립유전자의 경우는 (다) 과정에서 프라이머 Z의 3' 말단에 사슬종결자인 ddATP가 첨가되어 24 뉴클레오타이드 길이의 산물을 생산하게 된다. 하지만 유전자 X의 돌연변이 대립유전자의 경우는 (다) 과정에서 프라이머 Z의 3' 말단에 dTTP와 dGTP가 연결된 후에 사슬종결자인 ddATP가 첨가되어 26 뉴클레오타이드 길이의 산물을 생산하게 된다. 따라서 <실험 결과> (Ⅰ)에서 질량이 더 작은 쪽에 나타난 피크 ㉠이 유전자 X의 정상 대립유전자에 의해 나타난 것이고, 질량이 더 큰 쪽에 나타난 피크 ㉡은 유전자 X의 돌연변이 대립유전자에 의해 나타난 것임을 알 수 있다.

| 정답해설 |

ㄱ. 자료해석에서 살펴본 바와 같이, 피크 ㉠은 정상 대립유전자에 의해 나타난 것이고 피크 ㉡은 돌연변이 대립유전자에 의해 나타난 것이다.

ㄴ. 3명의 검사자(Ⅰ~Ⅲ) 중에 유전자 X의 돌연변이 대립유전자를 동형접합성으로 가지고 있는 검사자 (Ⅱ) 1명만 유전질환 Y를 가지고 있다.

ㄷ. (다)에서 ddATP 대신 ddTTP를 사용하면, 유전자 X의 정상 대립유전자에 의해서는 피크 ㉡보다 약간 더 오른쪽에서 피크가 나타날 것이며, 유전자 X의 돌연변이 대립유전자에 의해서는 피크 ㉠과 거의 유사한 위치에서 피크가 나타날 것이다. 따라서 (다)에서 ddATP 대신 ddTTP를 사용하더라도 <실험 결과> (Ⅰ)에서는 2개의 피크가 나타날 것이다.

24. 정답 ⑤

| 자료해석 |

이 문제는 서던블롯팅에 이용하기 위한 혼성화탐침을 제작하는 방법에 대해 이해하고 있는지 확인하기 위한 적용형문제이다. Random primers를 이용하는 방법은 6개의 뉴클레오타이드로 되어 있는 random hexamer와 주형 DNA를 결합시킨 후, ^{32}P로 표지된 한 가지 dNTP(주로 [α^{32}]dCTP)와 나머지 3가지 dNTP(dATP, dGTP, dTTP), 그리고 DNA 중합효소를 넣어주어 ^{32}P로 표지된 다양한 길이의 혼성화탐침을 합성하는 방법이다.

| 정답해설 |

⑤ (마) 과정은 Sephadex G-50 충진제를 이용하는 크기 배제 크로마토그래피(size exclusion chromatography)이므로, 합성된 혼성화탐침이 반응에 참여하지 못한 [α^{32}]dCTP보다 먼저 용출된다.

| 오답해설 |

① (가)에서 ㉠으로 단일가닥 DNA와 이중가닥 DNA(dsDNA)를 모두 사용할 수 있다.

② (가)에서 사용하는 random hexamer의 종류 수는 $4^6(=4{,}096)$가지이다.

③ (나)의 끓는 물에 3분 동안 담가놓는 과정에서 주형 DNA는 변성된다.

④ (다)에서 10× 완충용액을 2 μL 사용하였으므로, 총 부피는 20 μL가 되어야 한다.
따라서 ㉡은 8(=20-2-2-2-2-3-1)이다.

25. 정답 ⑤

| 자료해석 |

이 문제는 MHC 제한(MHC restriction)에 대해 이해하고 있는지 확인하기 위한 분석·종합·평가형문제이다. B세포가 항체를 분비하는 형질세포로 분화되기 위해서는 보조T세포가 필요하다. 따라서 B세포에 의한 항원 처리는 MHC 분자에 의해 간접적으로 제한된다. 문제에서 주어진 실험을 살펴보면 교배에 사용한 두 부모 혈통 모두가 H-2 유전자좌(ⓐ~ⓓ) 중에서 ⓑ 유전자좌가 k 대립유전자를 가질 때에만 면역계가 재구성된 F_1 생쥐에서 항-BCG 항체를 생산한 것을 확인할 수 있는데, 이것은 ⓑ 유전자좌가 2종 MHC 분자를 암호화한다는 것을 말해준다.

| 정답해설 |

ㄴ. (마)에서 항-BCG 항체를 생산하기 위해 ⓒ(B세포)과 상호작용하는 ⓒ(T세포)은 $CD4^+$ T세포이다. $CD4^+$ T세포는 B세포 표면에 2종 MHC 분자에 제시되는 항원을 특이적으로 인식할 수 있는데, 이때 이들의 상호작용에는 CD4 단백질이 꼭 필요하다.

ㄷ. 문제에서 제시한 실험을 살펴보면, 교배 Ⅴ의 경우 교배에 사용한 두 부모 혈통이 동일한 1종 MHC 대립유전자(ⓐ 유전자좌의 s, ⓓ 유전자좌의 d)를 가지고 있는 것을 확인할 수 있다. 따라서 교배 Ⅴ의 면역계가 재구성된 F_1 생쥐에 LCM 바이러스를 주입하면, LCMV-특이 세포독성 T세포가 생산된다.

| 오답해설 |

ㄱ. 자료해석에서 살펴본 바와 같이, 문제에서 제시한 실험을 통해 항-BCG 항체를 생산하기 위해 B세포(ⓒ)와 T세포(ⓒ)의 상호작용에 관여하는 H-2 유전자좌는 ⓑ임을 알 수 있다.

26. 정답 ④

| 자료해석 |

이 문제는 DNA 형태와 전기영동에 대해 이해하고 있는지 확인하기 위한 적용형문제이다. DNA 전기영동은 전기장 하에서 크기가 다른 DNA 분자를 겔을 통해 이동하게 함으로써 크기별로 분리하는 기술이다. DNA 분자의 크기가 더 작을수록 겔을 통과하여 이동하기가 더 수월하므로 각 DNA 분자가 동일한 시간 동안 이동한 거리는 그 분자의 크기가 클수록 짧아진다. 플라스미드 DNA의 경우 몇 가지 종류의 서로 다른 형태의 DNA(초나선형, 고리형, 선형 등)가 가능한데, 동일한 크기의 DNA라고 할지라도 DNA 형태에 따라 동일한 시간 동안 이동한 거리가 달라질 수 있다. 초나선형과 선형의 이동 속도를 비교해보면, 초나선형의 이동 속도가 선형의 이동 속도보다 더 빠르다. 문제에서 주어진 자료를 살펴보면 DNA-Ⅱ는 DNA-Ⅰ의 2개의 $EcoRI$ 제한절편 중 작은 크기의 제한절편 부위에서 절단이 일어난 DNA임을 알 수 있다.

| 정답해설 |

ㄴ. ㉠과 ㉡은 모두 DNA-Ⅰ의 2개의 $EcoRI$ 제한절편 중 큰 크기의 제한절편에 해당하는 DNA이다.

ㄷ. 자료해석에서 살펴본 바와 같이 문제에서 주어진 자료를 통해 DNA-Ⅱ는 DNA-Ⅰ의 ㉢ 절편에서 절단이 일어난 DNA임을 알 수 있다.

| 오답해설 |

ㄱ. 동일한 크기의 DNA라고 할지라도 DNA 형태에 따라 전기영동 상에서 이동 속도는 다를 수 있는데, 초나선형의 DNA가 선형의 DNA보다 이동 속도가 더 빠르다. 자연 상태의 환형 DNA는 음성 초나선을 가지고 있다. 따라서 초나선형인 DNA Ⅰ의 이동 속도가 선형 DNA인 DNA Ⅱ의 이동 속도보다 더 빠를 것이므로, 제한효소를 처리하지 않은 DNA Ⅰ과 DNA Ⅱ를 전기영동하면 DNA Ⅰ이 더 멀리까지 이동할 것이다.

27. 정답 ③

| 자료해석 |

이 문제는 연관분석에 대해 이해하고 있는지 확인하기 위한 분석·종합·평가형문제이다. 배우자인 정자는 감수분열을 통해 생성된다. 따라서 정자의 유전자형을 조사하면 두 유전자가 연관되어 있는지 혹은 독립유전을 하는지 알 수 있다.

문제에서 주어진 실험의 결과를 살펴보면, 양성잡종(AaBb)인 남성 X가 생산한 정자 100 마리는 PTH 유전자좌와 HBG2 유전자좌에서 4가지의 대립유전자의 조합(AB, Ab, ab, aB)을 가지고 있고 이들의 비가 8 : 41 : 8 : 43로 나타난 것을 확인할 수 있다. 이러한 결과는 두 유전자는 감수분열(정자형성과정) 시 서로 독립적으로 분리되지 못했다는 것을 말해주는데, <실험 결과>를 살펴보면, 재조합형 정자의 수가 16%($=\dfrac{(8+8)\times 100}{8+41+8+43}$)이므로 두 유전자는 16 cM의 거리를 두고 서로 상반 연관되어 있다는 것을 알 수 있다.

| 정답해설 |

ㄱ. 문제에서 제시한 실험 결과를 살펴보면, 높은 비율로 나타난 대립유전자 조합인 Ab와 aB가 부모형인 것을 알 수 있다. 따라서 A는 b와 연관되어 있다는 설명은 옳다.

ㄴ. 문제에서 남성 X는 PTH 유전자좌와 HBG2 유전자좌에서 모두 이형접합성(AaBb)이라고 하였다. 즉, 남성 X는 4종류의 대립유전자를 모두 가지고 있다. 따라서 남성 X의 피부에서 분리한 DNA를 이용하여 (나)~(라) 과정을 수행하면, 점적한 모든 스팟(spot)에서 혼성화가 일어날 것이다.

| 오답해설 |

ㄷ. 문제에서 제시한 실험에서는 전기영동 과정을 거치지 않으므로, (나)의 PCR 산물들의 크기를 비교할 수 없다. 따라서 (라)에서 A의 PCR 산물의 크기가 a의 PCR 산물의 크기보다 더 큰지 여부를 알 수 없다.

28. 정답 ④

| 자료해석 |

이 문제는 호르몬과 수용체의 상호작용 및 그에 따른 세포의 반응과 관련된 그래프를 분석 및 종합한 후 주어진 설명이 옳은지 평가하는 분석·종합·평가형문제이다. 문제에서 주어진 자료를 살펴보면, 호르몬 X가 세포 A의 수용체에 결합한 비율과 세포 A의 생리반응 정도는 정확히 일치하지 않는 것을 확인할 수 있다. 즉, 호르몬 X가 결합한 수용체가 전체 수용체의 약 20%만 되어도 표적세포 A는 최대 생리반응의 약 50%의 반응을 보인다.

| 정답해설 |

④ 문제에서 주어진 자료를 살펴보면 (가) 농도의 호르몬 X를 처리하였을 때 생리반응정도는 최댓값의 약 90%인 것을 확인할 수 있다. 따라서 세포 A의 표면에 호르몬 X에 대한 수용체를 인위적으로 2배 더 많이 발현시킨 후, (가) 농도의 호르몬 X를 처리하더라도 세포 A의 최대 생리반응보다 훨씬 더 큰 반응을 나타내지는 못할 것이다. 왜냐하면 최댓값은 100%이기 때문이다.

| 오답해설 |

① K_d 값이 작을수록 더 낮은 호르몬 농도에서 전체 수용체의 50%가 호르몬에 의해 점유되는 것이므로, K_d 값이 작을수록 호르몬의 수용체에 대한 친화도는 더 큰 것이다.

② 문제에서 주어진 그래프를 살펴보면, 세포 A의 최대 생리반응의 약 50%정도의 생리활성을 보일 때 호르몬 X가 결합한 수용체의 비율은 약 20%인 것을 알 수 있다. 따라서 호르몬 X가 결합한 수용체가 전체 수용체의 약 20%만 되어도 표적세포 A는 최대 생리반응의 약 50%의 반응을 보인다는 설명은 옳다.

③ 문제에서 제시한 자료를 살펴보면, 호르몬 X의 K_d 값은 약 1정도인데 표적세포에서 50%정도의 반응을 유도하기 위한 호르몬 X의 농도는 약 0.2정도인 것을 알 수 있다. 따라서 세포 A에서 호르몬 X 수용체의 K_d 값은 50%의 반응을 유도하기 위한 호르몬 X의 농도보다 크다는 설명은 옳다.

⑤ 길항제(antagonist)를 처리하면 호르몬 X가 수용체에 대해 길항제와 경쟁하기 때문에 더 높은 농도의 호르몬을 처리해야 50%가 전체 수용체에 결합할 수 있다. 따라서 호르몬 X에 대한 길항제를 호르몬 X와 동시에 처리해주면 K_d 값은 증가하게 된다.

29.

정답 ③

| 자료해석 |

이 문제는 양서류의 발생 과정에서 형성체의 유도 능력에 대해 이해하고 있는지 확인하기 위한 분석·종합·평가형문제이다. 슈페만(Han Spemann)과 맹골드(Hilde Mangold)는 양서류를 이용한 실험을 통해 초기 낭배의 원구 등쪽 입술은 전체 배아의 형성을 유도할 수 있는 능력이 있음을 확인하고 이곳을 슈페만 형성체(Spemann organizer)라고 하였다. 문제에서 주어진 실험을 살펴보면, 초기 낭배의 원구입술 부위는 머리와 몸통, 그리고 꼬리 등을 갖춘 제 2의 배아를 유도할 수 있지만 후기 낭배의 원구입술 부위는 꼬리 구조만 유도할 수 있는 것을 확인할 수 있다. 이러한 결과는 형성체가 지닌 유도 능력은 낭배 시기에 따라 달라진다는 것과, 양서류는 낭배기가 진행되면서 앞-뒤축이 특성화된다는 것을 말해준다.

| 정답해설 |

③ 문제에서 주어진 <자료>를 살펴보면, BMP와 Wnt 농도가 모두 낮은 지역에서는 머리가 형성되고 BMP는 낮지만 Wnt 농도가 높은 지역에서는 꼬리가 형성되는 것을 확인할 수 있다. 또한 <실험 결과>를 통해 초기 낭배 원구입술 세포들은 제2의 배아(머리, 몸통, 꼬리)를 형성시킬 수 있지만 후기 낭배 원구입술 세포들은 꼬리 부위만 형성시킬 수 있다는 것을 알 수 있다. 이와 같은 사실을 종합해보면 초기 낭배 원구입술 세포들은 Wnt 길항제를 분비하여 Wnt 농도를 낮게 유지함으로써 머리 형성을 유도할 수 있었지만, 후기 낭배 원구입술 세포들이 Wnt 길항제를 분비하지 못해 머리 형성을 유도하지 못했음을 알 수 있다. 따라서 후기 낭배의 원구입술 세포들은 초기 낭배의 원구입술 세포들보다 Wnt 길항제를 더 높은 농도로 분비한다는 설명은 옳지 않다.

| 오답해설 |

① 문제에서 양서류 초기 배아에서 BMP와 Wnt 농도가 모두 낮은 지역에서는 머리가 형성된다고 하였다. 또한 <실험 결과>를 살펴보면, 초기 낭배에서 회절되어 이동하는 원구입술 세포들은 머리, 몸통, 꼬리 등을 형성하는 것을 확인할 수 있다. 따라서 초기 낭배에서 회절되어 이동하는 원구입술 세포들은 BMP 길항제를 분비한다는 설명은 옳다.

② 자료해석에서 살펴본 바와 같이, 문제에서 제시한 실험을 통해 형성체가 지닌 유도 능력은 낭배 시기에 따라 다르다는 것을 알 수 있다.

④ 자료해석에서 살펴본 바와 같이, 문제에서 주어진 실험을 통해 초기 낭배 때 원구를 통해 함입되어 들어가는 형성체 세포들은 머리를 유도하는 능력을 가진다는 것을 알 수 있다.

⑤ 초기 낭배의 등쪽 원구 입술(㉠)에서 회절하여 들어가는 세포는 척삭으로 발생한다.

30.

정답 ①

| 자료해석 |

이 문제는 이식편의 공여자와 수여자의 HLA형이 일치하는가를 확인하기 위해 수행한 미세독성검사(microcytoxicity test)에 대해 이해하고 있는지 확인하기 위한 분석·종합·평가형 문제이다. MHC(주조직적합성) 분자가 이식거부 반응의 가장 강력한 요인인데, 미세독성검사는 예비 공여자 중에서 가장 적합한 공여자를 확인하기 위한 검사법이다. 예비 공여자와 수여자의 백혈구 세포를 미량역가 측정판(microtiter plate)의 홈(well)에 각각 첨가한 후, 1종 MHC 분자나 2종 MHC 분자에 특이적인 항체를 각각 첨가한다. 배양 후 보체를 첨가하면, 항체에 특이적인 MHC 분자를 가지고 있는 백혈구는 보체의 공격을 받아 파열된다. 따라서 죽은 세포만 염색시킬 수 있는 트립판 블루(trypan blue)는 이러한 홈(well)을 파랗게 염색시킨다. 문제에서 제시한 실험을 살펴보면 공여자 2가 신장질환을 앓고 있는 환자와 HLA-A 분자와 HLC-C 분자, HLA-DP 분자가 모두 일치하므로 신장질환을 앓고 있는 환자에 신장을 제공해줄 가장 적합한 사람이다.

| 정답해설 |

ㄱ. 자료해석에서 살펴본 바와 같이, 공여자 2가 신장질환을 앓고 있는 환자와 HLA-A 분자와 HLC-C 분자, HLA-DP 분자가 모두 일치하므로 신장질환을 앓고 있는 환자에게 신장을 제공해줄 가장 적합한 사람이다.

| 오답해설 |

ㄴ. 보체는 항체가 결합되어 있는 세포를 공격하여 파열시킬 수 있지만, 인터페론은 그렇지 못하다. 따라서 '(다)과정에서 보체 대신에 인터페론을 이용하더라도 공여자 3의 백혈구는 (라)에서 염색된다'라는 설명은 옳지 못하다.

ㄷ. 문제에서 신장질환을 앓고 있는 환자는 여태까지 이식수술을 한 번도 받은 적이 없다고 하였으므로, 신장질환을 앓고 있는 환자의 혈액에는 공여자 1의 1종 MHC 분자에 대한 항체가 존재하지 않은 것이다.

MEMO

01.
정답 ④

| 자료해석 |

이 문제는 미세소관의 특성과 미세소관-결합 운동단백질에 대해 이해하고 있는지 확인하기 위한 이해형문제이다. 미세소관은 세포소기관이 세포질 내에서 이동할 수 있는 길(track)을 제공하는데, 신경세포에서 분비되거나 막에 결합하는 단백질 등은 미세소관과 운동단백질이 관여하는 빠른 축삭 수송을 통해 세포체와 축삭말단 사이에서 이동된다. 미세소관-결합 운동단백질은 미세소관에 결합하여 ATP를 소비하면서 시냅스소낭이나 미토콘드리아와 같은 세포소기관을 수송하는 역할을 하는데, 여기에는 키네신(kinesin)과 디네인(dynein)이 있다. 키네신은 미세소관의 (−) 말단 쪽에서 (+) 말단 쪽으로의 수송에 관여하고, 디네인은 (+) 말단 쪽에서 (−) 말단 쪽으로의 수송에 관여한다.

문제에서 주어진 그림을 살펴보면, 신경세포의 축삭에 존재하는 미세소관의 경우 (−) 말단은 핵 쪽을 향하고 있고 (+) 말단은 축삭 말단 쪽을 향하고 있으므로 ㉡은 미세소관의 (+) 말단인 것을 알 수 있다. 또한 ㉠은 세포체 쪽으로의 수송을 담당하는 운동단백질이므로 디네인이라는 것을 알 수 있고, 운동단백질 X는 축삭 말단 쪽으로의 수송을 담당하므로 키네신인 것을 알 수 있다.

| 정답해설 |

ㄱ. 자료해석에서 살펴본 바와 같이, 문제에서 주어진 자료를 통해 운동단백질 X는 키네신인 것을 알 수 있다.

ㄷ. 자료해석에서 살펴본 바와 같이, 문제에서 주어진 자료를 통해 ㉡은 (+) 말단인 것을 알 수 있다.

| 오답해설 |

ㄴ. ㉠(운동단백질 디네인)이 기능을 수행하기 위해서는 GTP가 아니라 ATP 가수분해 에너지가 필요하다.

02.
정답 ⑤

| 자료해석 |

이 문제는 갑상샘 기능항진증에 대해 이해하고 있는지 확인하기 위한 적용형문제이다. 갑상샘 기능항진증의 전형적 형태로는 그레이브스병(Graves's disease)이 있다. 그레이브스병은 자가 면역질환인데, 자신의 면역계가 갑상샘 자극호르몬의 수용체에 대한 항체(면역글로불린 X)를 생산한다. 이 항체가 갑상샘을 자극하여 갑상샘호르몬의 분비를 증가시켜 갑상샘 기능항진증이 나타난다. 눈 뒤쪽에 액체가 축적되어 유발되는 안구돌출이나 갑상샘종(갑상선 비대증) 등이 갑상샘 기능항진증의 전형적인 증상이다. 그 밖의 증상으로는 만성피로, 더위를 견디지 못함, 과도한 발한, 체중감소 등이 있다.

| 정답해설 |

ㄱ. 환자 X는 갑상샘에 대한 갑상선 자극 항체(TSI)의 자극으로 인해 갑상샘호르몬을 과도하게 분비하게 되는데, 그로 인한 혈장 갑상샘호르몬의 높은 농도는 뇌하수체 전엽에서의 갑상샘자극호르몬(TSH) 분비를 억제한다. 따라서 (가) 과정은 음성되먹임이다.

ㄴ. 환자 X는 과도한 갑상샘호르몬의 분비로 인해 뇌하수체 전엽에서 갑상샘 자극호르몬(TSH)의 분비가 음성되먹임에 의해 강하게 억제되어 있을 것이므로 혈장 TSH 수준은 정상인보다 낮을 것임을 추정할 수 있다.

ㄷ. 갑상샘항진증 환자의 경우는 보통 갑상샘이 비대해지는 갑상샘종(goiter)이 나타난다.

03.

정답 ③

| 자료해석 |

이 문제는 내이에 존재하는 달팽이관과 반고리관에 대해 이해하고 있는지 확인하기 위한 이해형문제이다. 귀의 내이는 체액으로 차 있으며 뼈로 이루어진 구조인 달팽이관(cochlea)과 반고리관(semicircular canal)으로 나눠지는데, 이들은 청각과 평형감각을 각각 맡고 있다. 달팽이관 내부에 존재하는 코르티기관은 와우관의 바닥인 기저막 위에 존재한다. 코르티기관은 기계적수용기인 털세포(세포 X)를 가지고 있으며 털의 방향은 와우관을 향한다. 많은 털세포가 덮개막과 맞닿아 있는데, 압력파가 기저막을 진동시키면 털세포에서는 수용기 전위가 발생하고 청신경(신경 ㉠)으로 신경전달물질을 분비한다. 세반고리관 내부에는 털세포(세포 Y)들이 하나의 집단을 이루고 있는데, 털들은 정(cupula)이라 불리는 젤라틴성의 물질 속에 노출되어 있다. 세 관은 서로 다른 세 평면과 일치하게 배치되어 있으므로 어떤 방향으로 머리가 회전하더라도 회전을 인지할 수 있다. 머리가 회전하면 반고리관의 액체가 정을 압박하여 털이 구부러지는데, 그 결과 털세포에서는 수용기 전위가 발생하고 신경전달물질을 신경(신경 ㉡)으로 분비한다.

| 정답해설 |

③ 세포 X(털세포)는 신경세포가 아니라 상피세포인데, 적절한 자극이 주어지더라도 세포 X에서는 활동전위가 발생하지 못하고 단계적 전위인 수용기 전위만 발생한다.

| 오답해설 |

① 신경 ㉠(청신경)을 통해 전달된 신경신호는 청각령이 존재하는 대뇌 측두엽으로 보내어진 후 그 곳에서 해석된다.
② 귀에서 기원되는 신경(신경 ㉠, 신경 ㉡)은 뇌신경을 형성한다.
④ 세포 Y(털세포)에서 발생하는 전기적 신호는 단계적 전위인 수용기 전위이므로, 세포 Y에서 발생하는 전기적 신호의 크기는 자극의 크기에 따라 달라진다.
⑤ (가)가 존재하는 달팽이관과 (나)가 존재하는 세반고리관은 모두 내이에 존재한다.

04.

정답 ③

| 자료해석 |

검정교배 결과를 살펴보면 유전자 A, B, D가 서로 연관되어 있어 하나의 연관군을 이루고 있고, 유전자 C, E, G가 연관되어 있으며, 유전자 F는 단독으로 존재한다. 유전자 지도를 그려보면 다음과 같다.

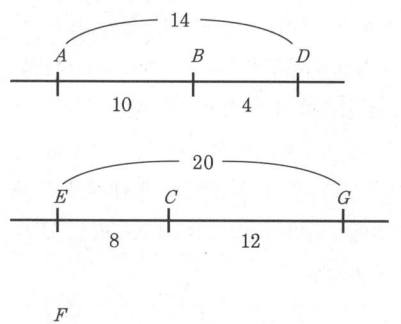

재조합 빈도 1%는 유전자 간의 거리 1 cM(centimorgan)과 같으며, 두 유전자 간의 재조합 빈도가 50%라는 것은 서로 독립임을 뜻한다.

| 정답해설 |

ㄷ. 재조합 빈도, 즉 교차율은 유전자 간 거리에 비례하므로 유전자 간 거리로 나타낼 수 있다. 유전자 B와 D 사이의 재조합 빈도가 4%이므로 두 유전자 사이의 거리는 4 cM이다.

| 오답해설 |

ㄱ. 문제에서 분석한 7개의 유전자 좌위는 총 3개의 연관군에 분포되어 있다.
ㄴ. 유전자 E와 G 사이에 유전자 C가 위치한다.

05. 정답 ②

| 자료해석 |

이 문제는 비가역적 억제자인 DIPF(diisopropyl phosphorofluoridate)에 대해 이해하고 있는지 확인하기 위한 적용형문제이다. 문제에서 주어진 그림 (나)를 살펴보면, 억제자 X는 아세틸콜린에스터라아제의 활성자리에 공유결합하여 기질이 결합하지 못하게 방해하는 비가역적 억제자임을 알 수 있다. 억제자 X(DIPF)는 아세틸콜린에스터라아제를 불활성화시킴으로써 시냅스틈으로 분비된 아세틸콜린이 지속적으로 작용하게 한다. 따라서 신경근접합부에서 신경전도를 증가시키고 부교감신경의 효과를 증진시킨다. 비가역적 억제자는 효소를 영구적으로 불활성화시키므로 많은 경우 생명체에 대해 독극물로 작용한다. 아세틸콜린에스터라아제의 억제자 X(DIPF)의 유도체는 살충제 등으로 이용된다.

| 정답해설 |

② 무스카린성 아세틸콜린 수용체에 대한 길항제(antagonist)는 부교감신경의 절후신경말단에서 아세틸콜린의 작용을 방해한다. 따라서 무스카린성 아세틸콜린 수용체에 대한 길항제는 인체에 대한 물질 X(아세틸콜린에스터라아제의 비가역적 억제자)의 작용을 경감시키는데 이용될 수 있다.

| 오답해설 |

① (가)에서 그래프 B의 억제자는 V_{max}를 낮추므로 비경쟁적 억제자이다. 비경쟁적 억제자는 효소의 활성 부위가 아닌 다른 부위에 결합함으로써 효소 활성을 억제한다.
③ 비가역적 억제자인 억제자 X는 기질의 농도와 상관없이 아세틸콜린에스터라아제를 불활성화시킨다.
④ 그림 (가)의 그래프 A는 경쟁적 억제자가 존재할 때의 그래프이다.
⑤ 억제자 X는 아세틸콜린에스터라아제를 비가역적으로 억제하는 독극물이다. 따라서 억제자 X는 생체 내에서 물질대사의 조절자로 이용될 수 없다.

06. 정답 ⑤

| 자료해석 |

이 문제는 심근세포의 활동전위에 대해 이해하고 있는지 확인하기 위한 적용형문제이다. 심근세포는 방실결절에서 기원하는 전기적 자극을 받아 역치까지 탈분극되면 활동전위가 발생하는데, 우선 전압개폐성 Na^+ 통로가 열려 Na^+의 유입이 일어나 막전위가 상승하면서 활동전위의 상승기가 나타나게 된다. 심실근육세포의 경우는 다른 흥분성 세포의 활동전위와는 다르게 막전위가 약 20 mV까지 탈분극된 후 양의 막전위가 200~300 msec 동안 유지되는데, 이를 고평부 상태(plateau phase)라 한다. 고평부 상태는 K^+ 유출과 Ca^{2+}의 유입이 평형을 이루기 때문에 나타난다. 고평부 상태의 끝에서 신속한 재분극(활동전위 하강기)이 일어나는데, 이것은 전압개폐성 K^+ 통로의 활성 증가로 인해 일어난다. 심근세포의 활동전위에서는 긴 고평부 상태가 나타나는데, 이 시기 동안은 아무리 강한 자극을 주어도 활동전위가 발생하지 않는 불응기(절대불응기)이다. 즉, 심근세포 활동전위는 불응기가 매우 길다.

문제에서 주어진 자료를 살펴보면, 약물 X를 처리한 경우 활동전위 상승기와 활동전위 하강기의 경사도가 작아진 것을 확인할 수 있다. 이것을 통해 약물 X는 전압개폐성 Na^+ 통로와 전압개폐성 K^+ 통로를 억제한다는 것을 알 수 있다. 약물 Y를 처리한 경우는 활동전위 상승기의 경사도가 작아진 것을 확인할 수 있다. 이를 통해 약물 Y는 전압개폐성 Na^+ 통로를 억제한다는 것을 알 수 있다.

| 정답해설 |

ㄱ. 활동전위에서 절대불응기는 아무리 강한 자극을 주더라도 활동전위가 발생하지 못하는 시기를 의미하는데, 활동전위 상승기와 재분극의 대부분의 시기가 절대불응기에 해당한다. 문제에서 주어진 자료를 살펴보면, 약물 X를 처리한 경우는 처리하지 않은 경우에 비해서 양의 활동전위 기간이 길어진 것을 확인할 수 있다. 그러므로 약물 X는 절대불응기를 증가시킨다는 설명은 옳다.
ㄴ. 자료해석에서 살펴본 바와 같이, 문제에서 주어진 자료를 통해 약물 X와 Y는 전압개폐성 Na^+ 통로를 억제한다는 것을 알 수 있다.
ㄷ. 약물 Y를 처리했을 때보다 약물 X를 처리했을 때 활동전위 상승기의 경사도 감소 정도가 더 큰 것을 확인할 수 있다. 약물 X와 약물 Y를 동량 처리했다는 점을 고려해볼 때, 약물 X가 약물 Y보다 전압개폐성 Na^+ 통로에 더 강하게 결합한다고 추정할 수 있다.

07.
정답 ①

| 자료해석 |

이 문제는 네프론의 기능과 항이뇨호르몬(ADH)의 역할에 대해 이해하고 있는지 확인하기 위한 이해형문제이다. 신동맥을 통해 사구체로 유입된 혈액은 압력차에 의한 여과를 통해 보먼주머니로 유입되어 원뇨를 형성하는데, 일반적으로 신장으로 들어온 혈장의 20% 정도만 여과된다. 이렇게 생성된 원뇨의 구성 성분은 세뇨관을 거치는 동안 일어나는 재흡수와 분비과정을 통해 그 구성 성분의 농도가 변하게 된다. 여과액 속에 들어 있는 포도당이나 아미노산 등의 영양물질은 근위세뇨관(㉠)에서 2차 능동수송을 통해 100% 재흡수된다. 헨레고리와 원위세뇨관(㉡)을 거쳐 집합관으로 유입된 원뇨는 집합관을 통과하는 동안 일어나는 물과 NaCl 및 요소 등의 재흡수, 일부 물질의 분비 작용을 거치면서 소변이 된다.

항이뇨호르몬(ADH)은 신장에서 수분의 재흡수를 촉진하는 작용을 하는데, 이를 위해 ADH는 원위세뇨관과 집합관에 존재하는 상피세포의 정단부 세포막에서 아쿠아포린(AQP-2)의 수가 많아지게 하고 헨레고리 상행지의 굵은 부분에서 $1Na^+$-$1K^+$-$2Cl^-$ 공동운반체 수도 많아지게 한다.

| 정답해설 |

ㄴ. 정상인에서 여과액에 들어 있는 포도당이나 아미노산 등의 영양물질은 근위세뇨관에서 모두 재흡수된다. 따라서 아미노산의 농도는 ㉠(근위세뇨관)의 내강에 들어있는 액체가 ㉡(원위세뇨관)의 내강에 들어있는 액체보다 더 높다는 설명은 옳다.

| 오답해설 |

ㄱ. A는 헨레고리 상행지의 굵은 부분에 존재하는 $1Na^+$-$1K^+$-$2Cl^-$ 공동운반체이다. 이 운반체의 활성이 증가하면 여과액에 들어있는 NaCl의 재흡수가 증가되어 조직액의 삼투농도가 높아진다. 그 결과 헨레고리 하행지 등에서 물의 재흡수가 증가하게 된다. 항이뇨호르몬(ADH)은 수분 재흡수를 촉진하는 호르몬이다. 그러므로 A의 활성은 항이뇨호르몬(ADH)에 의해 억제된다는 설명은 옳지 않다.

ㄷ. ㉢(헨레고리 상행지의 가는 부분) 부위를 통과하는 동안 여과액 속에 들어 있는 NaCl이 확산을 통해 조직액으로 이동하지만, 여과액 속의 물의 양은 변화가 없다. 따라서 ㉢ 부위를 통과하는 동안 여과액의 삼투 농도는 감소한다. 따라서 주어진 설명은 옳지 않다.

08.
정답 ⑤

| 자료해석 |

이 문제는 자율신경계에 의한 심장 동방결절의 심박조율기 세포의 조절에 대해 이해하고 있는지 확인하기 위한 적용형문제이다. 심장은 심박출량 조절을 통해 혈압을 조절할 수 있다. 혈압이 정상 수준보다 낮을 때에는 교감신경이 동방결절을 자극하여 심박동수를 증가시키고 심실근육을 자극하여 1회 박출량을 증가시킴으로써 심박출량을 증가시키는데, 심박출량의 증가로 혈압이 높아지게 된다. 혈압이 정상 수준보다 높을 때에는 부교감신경이 동방결절을 자극하여 심박동수를 감소시킴으로써 심박출량을 감소시키는데, 심박출량의 감소로 혈압이 낮아지게 된다.

문제에서 주어진 자료를 살펴보면, 신호분자 (가)는 동방결절의 심박조율기 세포의 신호전달경로를 활성화시켜 소듐통로(기묘한 통로)와 칼슘통로를 열리게 하는 것을 알 수 있다. 소듐통로와 칼슘통로가 열리면 소듐이온과 칼슘이온이 유입되면서 탈분극이 일어나 활동전위 발생빈도가 증가(심박동수가 증가)하게 된다. 따라서 (가)는 교감신경 말단에서 분비되는 노르에피네프린인 것을 알 수 있다. (나)는 동방결절의 심박조율기 세포의 신호전달경로를 활성화시켜 포타슘통로를 열리게 하는 것을 알 수 있다. 포타슘통로가 열리면 포타슘이온이 유출되어 과분극이 일어나 활동전위 발생빈도가 감소(심박동수가 감소)하게 된다. 따라서 (나)는 부교감신경 말단에서 분비되는 아세틸콜린인 것을 알 수 있다.

| 정답해설 |

⑤ 경동맥동 압력수용기의 활성은 혈압이 높아질 때 증가한다. 따라서 경동맥동 압력수용기의 활성이 증가하면 혈압을 낮추기 위해 동방결절에 대한 (가)(노르에피네프린)의 작용은 감소하고 (나)(아세틸콜린)의 작용은 증가한다. 따라서 경동맥동 압력수용기의 활성이 증가하면 동방결절에 대한 (가)의 작용이 증가한다는 설명은 옳지 않다.

| 오답해설 |

① 자료해석에서 살펴본 바와 같이, 문제에서 주어진 자료를 통해 (가)는 노르에피네프린이고 (나)는 아세틸콜린인 것을 알 수 있다.

② 동방결절의 심박조율기 세포에 대한 (가)의 작용으로 박동수가 증가하게 된다. 박동수가 증가하면 심박출량도 증가하게 된다.

③ ㉠(단백질인산화효소)은 cAMP에 의해 활성이 조절되는 단백질인산화효소이므로, ㉠은 단백질인산화효소 A(PKA)이다.
④ 자료해석에서 살펴본 바와 같이, (나)(아세틸콜린)의 작용으로 포타슘통로가 열리면 포타슘이온이 유출되어 과분극이 일어나 활동전위 발생빈도가 감소(심박동수가 감소)하게 된다.

09.

정답 ④

| 자료해석 |

이 문제는 His-tag 단백질의 분리를 위한 친화크로마토그래피 실험에 대해 이해하고 있는지 확인하기 위한 이해형문제이다. His-tag 친화크로마토그래피는 니켈을 이용하여 His-tag 단백질을 결합시키며, 단백질을 용출할 때는 고농도의 imidazole을 이용하여 니켈로부터 His-tag 단백질을 분리시킨다.

| 정답해설 |

④ 세척완충용액 속의 imidazole은 칼럼에서 Ni^{2+}과 비특이적으로 약하게 결합하고 있는 단백질을 분리시켜 제거하는 역할을 한다. 따라서 세척완충용액의 imidazole 농도를 50 mM에서 30 mM로 낮추면 세척의 강도가 약해지므로 Ni^{2+}과 비특이적으로 약하게 결합하고 있는 단백질이 세척되지 못한다. 그 결과 (바)에서 얻은 용출액의 His-tag 단백질의 순도가 높아지는 것이 아니라 낮아진다.

| 오답해설 |

① 초음파 처리를 통해 대장균 세포를 파괴한다.
② HEPES는 완충제로서 중성 pH에서 완충작용이 뛰어나다.
③ His-tag 단백질에 존재하는 His 잔기와 Ni^{2+}은 배위결합한다.
⑤ (바)에서 고농도의 imidazole은 His-tag 단백질과 경쟁적으로 Ni^{2+}에 결합함으로써, His-tag 단백질이 Ni^{2+}에 결합하지 못하게 하여 용출시킨다.

10. 정답 ②

| 자료해석 |

(가)는 C_3 식물로, 온도가 높아질수록 광호흡이 더 많이 일어나기 때문에 양자수율은 감소한다. 반면에 (나)는 C_4 식물로, 양자수율이 온도에 크게 영향을 받지 않고 일정하다. 또한 C_4 식물은 C_3 식물보다 광보상점이 더 높기 때문에 25℃ 이하에서는 양자수율은 C_4 식물이 C_3 식물보다 더 낮게 낮다. 그러나 30℃ 이상에서는 광호흡으로 인해 양자수율은 C_3 식물이 C_4 식물보다 더 낮다.

| 정답해설 |

ㄴ. 위도가 높아질수록 온도가 낮아지므로, 저온에서 상대적으로 양자수율이 높은 (가)(C_3 식물)가 (나)보다 이산화탄소 고정량이 더 많다.

| 오답해설 |

ㄱ. 30℃에서 광호흡량은 C_4 식물인 (나)보다 C_3 식물인 (가)에서 더 크다.
ㄷ. 양자수율이 낮으면 양자요구수가 커진다. 따라서 15℃에서는 (가)보다 (나)의 양자요구수가 더 크다.

11. 정답 ②

| 자료해석 |

이 문제는 뇌하수체 전엽 호르몬에 대해 이해하고 있는지 확인하기 위한 이해형문제이다. 뇌하수체는 서로 다른 기능을 수행하는 두 개의 분비샘인 후방과 전방의 부분(엽)으로 분리되어 있다. 뇌하수체 후엽은 시상하부의 연장이다. 시상하부에 위치한 특정 신경분비세포의 축삭돌기가 뇌하수체 후엽에 다다르고, 시상하부에서 만들어진 신경호르몬이 분비된다. 반면에 뇌하수체 전엽은 시상하부에서 분비된 호르몬에 반응하여 호르몬을 합성하고 분비하는 내분비샘이다.

외배엽에서 기원하는 뇌하수체 전엽 세포의 전구 세포(세포 A)는 분화 인자의 작용으로 다양한 호르몬 생성세포로 분화된다. 분화된 뇌하수체 전엽 세포는 분비과립에 따라 염색 특성이 다르게 나타나는데, 부신피질자극세포, 갑상선자극세포, 생식샘자극세포는 호염성(basophils)이며, 젖샘자극세포와 성장자극세포는 호산성(acidophils)이다. 따라서 염기성 염색약(양전하를 띠는 염색약)으로 염색하면 부신피질자극세포, 갑상선자극세포, 생식샘자극세포가 잘 염색될 것이고, 산성 염색약(음전하를 띠는 염색약)으로 염색하면 젖샘자극세포와 성장자극세포가 잘 염색될 것이다.

| 정답해설 |

ㄷ. 말단비대증 환자는 어른이 되었는데도 불구하고 GH(생장 호르몬)이 지나치게 많이 분비되어, 늦게까지 호르몬에 반응하는 얼굴, 손, 발과 같은 몇몇 조직에서 뼈의 성장이 촉진됨으로써 이와 같은 부위가 커진 사람이다. 따라서 말단비대증 환자는 성장자극세포가 정상인에 비해 잘 발달되어 있을 것으로 추정해볼 수 있다. 성장자극세포는 호산성 세포이기 때문에 산성 염색약(음전하를 띠는 염색약)에 의해 잘 염색되므로, 말단비대증 환자의 뇌하수체 조직은 정상인의 뇌하수체 조직에 비해 음전하를 띠는 염색약에 대해 더 강한 양성 반응을 보일 것이라는 설명은 옳다.

| 오답해설 |

ㄱ. 내분비세포는 상피세포의 한 종류로써 외배엽에서 유래된다. 따라서 내분비세포인 뇌하수체 전엽 세포의 전구 세포인 세포 A는 중배엽에서 기원된 세포라는 설명은 옳지 않다.
ㄴ. 난소를 제거한 흰쥐의 시상하부와 뇌하수체 전엽은 난소에서 분비되는 호르몬(프로게스테론 등)에 의해 음성되먹임 억제 조절을 받지 못할 것이므로, 뇌하수체 전엽의 생식샘자극세포가 더 많이 발달할 것으로 추정할 수 있다. 생식샘자극세포는 호염성 세포이기 때문에 염기성 염색약(양전하

를 띠는 염색약)에 의해 잘 염색되므로, 난소를 제거한 흰쥐의 뇌하수체 절편은 정상 흰쥐의 뇌하수체 절편보다 메틸렌블루(염기성 염색약)로 염색되는 세포의 비중이 더 클 것이다. 따라서 주어진 설명은 옳지 않다.

12.   정답 ①

| 자료해석 |

이 문제는 페닐케톤뇨증(PKU)에 대해 이해하고 있는지 확인하기 위한 분석·종합·평가형문제이다. 페닐케톤뇨증(PKU)은 페닐알라닌을 분해하는 대사경로에 있는 페닐알라닌 수산화효소(phenylalanine hydroxylase)가 기능을 수행하지 못할 때 발생하는 열성 유전질환이다. PKU 환자는 혈액에 페닐알라닌 축적이 일어나며, 소변에 페닐케톤인 페닐피루브산이 배출되어 염화철(ferric chloride)에 의해 초록색으로 검출된다(정상인은 갈색). PKU 환자는 정신지체가 높고 지능 지수가 대부분 50 이하이다. 하지만, PKU 신생아가 출생 초기부터 페닐알라닌이 적은 음식을 섭취하면 신경이 정상적으로 발달하는데, 신경 발달이 정상적으로 완료된 이후에는 음식 조절이 없어도 정상 생활이 가능하게 된다.

| 정답해설 |

ㄴ. 정상인 부모에서 태어나 양성 반응을 보이는 신생아의 신경계 발달은 음성 반응을 보이는 신생아와 마찬가지로 정상적인 발달을 하였을 것이다. 왜냐하면 혈액 속의 과도한 페닐알라닌이 자궁 속에서는 어머니의 혈액으로 들어가 제거되기 때문이다. 따라서 정상인 부모에서 막 태어나 양성 반응을 보이는 신생아의 신경계 발달 정도는 음성 반응을 보이는 신생아와 차이가 없을 것이라는 설명은 옳다.

| 오답해설 |

ㄱ. 페닐알라닌 수산화효소 유전자를 이형접합성으로 가지는 신생아 시료 속의 페닐알라닌 농도는 정상 수준(매우 낮은 수준)일 것이므로, 세균 Y(페닐알라닌 영양요구주 세균)의 활발한 증식이 관찰되지 않을 것이다. 그러므로 주어진 설명은 옳지 않다.

ㄷ. 실험 과정을 살펴보면 실험의 목적상 배지 X에는 페닐알라닌이 들어 있지 않아야 한다. 효모추출물에는 페닐알라닌을 비롯하여 모든 영양소가 풍부하게 들어 있으므로 배지 X에 넣어주면 안 된다.

13.

정답 ③

| 자료해석 |

이 문제는 심장주기에 따른 동맥의 직경 변화 및 동맥압 변화에 대해 이해하고 있는지 확인하기 위한 이해형문제이다. 혈압(동맥 혈압)은 동맥을 흐르는 혈액이 혈관의 벽에 가해주는 압력을 의미하는데, 혈압은 심박출량과 말초저항에 따라 변한다. 심장 박동에 따라 동맥의 혈압은 최고 혈압(수축기 혈압)과 최저 혈압(이완기 혈압)을 넘나든다.

문제에서 주어진 그림 (가)를 살펴보면 ⊙과 ⓒ은 동맥의 혈관벽인데, 동맥 혈관벽은 탄력성을 가지고 있어 수축기 동안에 심장 수축으로 인해 생긴 압력 에너지를 팽창된 혈관벽 안에 저장할 수 있게 한다. 이완기 동안 혈관벽은 팽창하였던 긴장이 풀리면서 심장이 이완하는 동안에도 온몸에 혈류를 공급할 수 있다. 그래프(나)는 심장주기에 따른 동맥압 변화를 그래프로 나타낸 것이다. 심박출기 동안은 동맥압이 점차 증가하여 120 mmHg까지 도달한 후 수축기 말 무렵에는 다시 감소하기 시작한다. 이완기가 시작되면서 대동맥 반월판((a))이 닫히면서 감소하던 동맥압이 잠깐 증가하였다가 다시 지속적으로 감소하여 80 mmHg까지 낮아지게 된다. C는 맥압(pulse pressure)인데, 맥압은 수축기 혈압과 이완기 혈압의 차이(약 40 mmHg)를 의미한다.

| 정답해설 |

③ ⊙에 가해지는 압력은 심박출이 일어나 동맥 혈관이 팽창하였을 때 가해지는 압력이므로 최대 120 mmHg까지 올라간다. 하지만 ⓒ에 가해지는 압력은 이완기 동안 동맥 혈관이 수축하여 가해지는 압력이므로 약 80 mmHg로 작다. 따라서 ⊙에 가해지는 압력이 ⓒ에 가해지는 압력보다 작다는 설명은 옳지 않다.

| 오답해설 |

① t_1은 심박출이 일어나고 있는 수축기(심박출기)이다.
② 판막 (a)는 대동맥 반월판이다. 대동맥 반월판은 수축기 말에 폐쇄되면서 제2심음을 낸다.
④ 자료해석에서 살펴본 바와 같이, C는 맥압이다.
⑤ 판막 (a)의 폐쇄로 인해 B시점에 나타나는 일시적인 압력 상승-중복파(dicrotic wave)-이 일어나는데, 이것은 높은 총 말초혈관저항으로 인해 나타난다.

14.

정답 ④

| 자료해석 |

이 문제는 복대립유전에 대해 이해하고 있는지 확인하기 위한 분석·종합·평가형문제이다. 문제에서 주어진 자료를 살펴보면, 이배체인 동물 X의 개체군에는 모피 색깔 유전자좌에 4개의 대립유전자(c^h, c^a, c^u, c^+)가 존재하므로 모피의 색은 복대립유전을 한다는 것을 알 수 있다. c^+(아구티색)는 모든 다른 대립유전자에 대해 우성이라고 하였으므로, 유전자형이 c^+c^+, c^+c^h, c^+c^a, c^+c^u인 개체는 모두 아구티색 모피를 가질 것이다. 또한 c^h(히말라야색 대립유전자)는 c^a(흰색 대립유전자)에 대해 우성이라고 하였으므로, c^hc^h, c^hc^a인 개체는 모두 히말라야색을 띨 것이다. 흰색을 띠기 위해서는 유전자형이 c^ac^a이어야 하고, 친칠라색을 띠기 위해서는 유전자형이 c^uc^u이어야 한다.

| 정답해설 |

ㄴ. c^hc^a인 개체와 c^uc^a인 개체를 교배하면, 자손의 표현형은 친칠라색(c^uc^h, c^uc^a) : 히말라야색(c^hc^a) : 흰색(c^ac^a) = 2 : 1 : 1로 나온다.
ㄷ. 교배 "$c^+c^u \times c^ac^a$"와 "$c^uc^u \times c^+c^h$"의 자손은 아구티색(c^+_) : 친칠라색(c^uc^h 혹은 c^uc^a)이 모두 1 : 1의 비율로 나온다. 따라서 교배 "$c^+c^u \times c^ac^a$"와 "$c^uc^u \times c^+c^h$"의 자손은 동일한 표현형이 동일한 비율로 나온다는 설명은 옳다.

| 오답해설 |

ㄱ. 문제에서 동물 X는 이배체라고 하였으므로, 동물 X의 개체군에 존재하는 개체는 모피의 색 유전자좌에서 최대 4개가 아니라 2개의 대립유전자를 가질 수 있다.

15. 정답 ③

| 자료해석 |

이 문제는 정소에 대하여 이해하고 있는지 확인하기 위한 이해형문제이다. 복강 외부에 있는 음낭 안에 존재하는 정소에서는 남성호르몬인 테스토스테론과 정자의 생산이 이루어진다. 정소에는 세정관과 그 사이에 존재하는 레이디히 세포(세포 ㉠)가 존재하는데, 레이디히 세포는 뇌하수체 전엽에서 분비된 LH의 자극을 받아 테스토스테론을 생산 및 분비한다. 세정관 내의 세포 ㉡은 세르톨리 세포(Sertoli cell)인데, 이 세포는 뇌하수체 전엽에서 분비된 FSH의 자극과 레이디히 세포에서 분비된 테스토스테론의 자극을 받아 정자의 생산을 촉진하고 정자로 발달 중인 세포에 양분을 공급하며 정자(세포 ㉢)를 면역계로부터 보호하는 역할을 한다. 생식상피인 정원세포(2n) (세포 ㉣)는 비대칭 유사분열을 거쳐 제1정모세포를 생산하는데, 이 세포는 감수분열을 통해 4개의 정자로 나뉘게 된다.

| 정답해설 |

③ 정자의 에너지원으로 주로 이용되는 물질은 과당인데, 과당은 세포 ㉡(세르톨리 세포)에서가 아니라 정낭(seminal vesicle)에서 세정관으로 분비된다. 정낭은 정액의 약 60%를 만들어 내는데, 이것은 점액, 과당, 응고 효소, 아스코르브산, 프로스타글란딘 등을 함유하고 있다.

| 오답해설 |

① LH의 자극으로 세포 ㉠(레이디히 세포)은 테스토스테론을 분비한다. 사춘기 무렵에 테스토스테론의 음성되먹임에 대한 시상하부의 감수성이 감소되면서 혈중 테스토스테론의 농도는 증가하는데, 이것은 목소리를 저음으로 만드는 등의 2차 성징이 나타나게 한다.
② 세포 ㉡(세르톨리세포)은 호르몬 인히빈을 분비하는데, 이 호르몬은 뇌하수체 전엽의 FSH 분비 세포가 FSH를 분비하는 것을 억제하여 혈중 FSH 농도가 일정한 수준으로 유지될 수 있게 해준다.
④ 생식세포인 세포 ㉣(정원세포)은 텔로머라아제(telomerase) 활성을 가지고 있어 텔로미어(telomere)를 길게 유지함으로써, 생산된 정자가 긴 길이의 텔로미어를 가질 수 있게 해준다.
⑤ 세포 ㉢(세정관에서 막 생산된 정자)은 아직 수정 능력을 가지고 있지 않다. 정자는 세정관에서 부정소로 이동한 후에 성숙하여 운동성을 획득한다. 정자는 여성의 질에서 수란관의 팽대부로 가는 도중에 성숙하여 비로소 난모세포와 수정할 수 있는 능력이 생긴다.

16. 정답 ⑤

| 자료해석 |

이 문제는 골격근 근섬유 유형에 대하여 이해하고 있는지 확인하기 위한 이해형문제이다. 골격근 근섬유는 수축을 위한 에너지원으로 사용되는 ATP를 어떤 대사경로를 통해 생산하느냐에 따라서 혹은 근육의 수축 속도가 얼마나 빠르냐에 따라서 분류된다. ATP의 생성을 위해서 유기호흡에 주로 의존하는 근섬유를 산화의존적 섬유(oxidative fiber)라 하며, ATP의 생성을 위해서 주로 해당과정을 이용하는 근섬유를 해당과정 의존적 섬유(glycolytic fiber)라 한다. 또한 수축 속도가 느린 근섬유를 느린 연축섬유(slow-twitch fiber)라 하고, 이보다 2~3배 더 빠르게 수축하는 근섬유를 빠른 연축섬유(fast-twitch fiber)라 한다. 모든 느린 연축섬유는 산화의존적이지만, 빠른 연축섬유는 산화의존적일 수도 있고 해당과정 의존적일 수도 있다. 표는 각 골격근섬유의 특성을 비교해놓은 것이다.

	느린 산화 의존적	빠른 산화 의존적	빠른 해당과정 의존적
수축 속도	느림	빠름	빠름
주요 ATP원	호기성 호흡	호기성 호흡	해당작용
피로 속도	느림	중간	빠름
미토콘드리아	많음	많음	적음
마이오글로빈의 양	많음 (적색근)	많음 (적색근)	적음 (백색근)

문제에서 주어진 그림을 살펴보면, 최대 장력을 발생하는 데 걸리는 시간이 ㉠은 가장 짧고 ㉢은 가장 길다는 것을 알 수 있다. 이를 통해 ㉠은 대부분 빠른 연축섬유로 구성된 바깥눈 근육이고, ㉢은 대부분 느린 연축섬유로 구성된 가자미근육이며, ㉡은 빠른 연축섬유와 느린 연축섬유의 비율이 중간인 비장근이라는 것을 알 수 있다.

| 정답해설 |

⑤ ㉠을 주로 구성하는 근섬유는 빠른 연축섬유이고, ㉢을 주로 구성하는 근섬유는 느린 연축섬유이다. 빠른 연축섬유의 주요 에너지원은 해당작용이고, 느린 연축섬유의 주요 에너지원은 호기성 호흡이다.

따라서 $\dfrac{\text{해당작용을 통해 ATP를 공급하는 비율}}{\text{산화적 인산화를 통해 ATP를 공급하는 비율}}$ 은 ㉢이 ㉠보다 더 크다는 설명은 옳지 않다.

| 오답해설 |

① ATP를 빠른 속도로 가수분해하는 능력은 빠른 연축섬유가 느린 연축섬유보다 더 크다. 따라서 ATP를 빠른 속도로 가수분해하는 능력은 ㉠을 주로 구성하는 근섬유(빠른 연축섬유)가 ㉢을 주로 구성하는 근섬유(느린 연축섬유)보다 더 크다는 설명은 옳다.

② 근육의 피로 속도는 빠른 연축섬유가 느린 연축섬유보다 더 빠르다. 따라서 근육의 피로 속도는 ㉠(빠른 연축섬유로 주로 구성되어 있는 바깥눈근육)이 ㉢(느린 연축섬유로 주로 구성되어 있는 가자미근육)보다 더 빠르다는 설명은 옳다.

③ 자료해석에서 살펴본 바와 같이, 문제에서 주어진 자료를 통해 ㉡은 비장근이라는 것을 알 수 있다.

④ 자료해석에서 살펴본 바와 같이, 문제에서 주어진 자료를 통해 ㉠은 대부분 빠른 연축섬유로 구성된 바깥눈근육이고 ㉢은 대부분 느린 연축섬유로 구성된 가자미근육이라는 것을 알 수 있다. 느린 연축섬유가 많을수록 적색을 띠는 정도가 더 강하므로, 근육이 적색을 띠는 정도는 ㉠(대부분 빠른 연축섬유로 구성)이 ㉢(대부분 느린 연축섬유로 구성)보다 더 작다는 설명은 옳다.

17. 정답 ②

| 자료해석 |

이 문제는 세포막의 구조적 특성에 대해 이해하고 있는지 확인하기 위한 이해형문제이다. 대부분의 세포막에서 가장 풍부한 지질은 인지질이다. 인지질은 친수성 부분과 소수성 부분을 동시에 갖는 양친매성분자이며 대부분의 막단백질 또한 친수성 부분과 소수성 부분을 동시에 갖고 있다. 유동 모자이크 모델(fluid mosaic model)에서 막은 인지질 이중층에 다양한 단백질이 박혀있거나 붙어있는 유동적인 구조이다.

문제에서 주어진 그림을 살펴보면, A는 지질 이중층의 소수성 중심부 내부에 존재하는 내재성 단백질로 막을 통과하는 막관통 단백질이라는 것을 알 수 있다. 이러한 단백질의 소수성 부분은 하나 혹은 그 이상의 비극성 아미노산들로 구성되어 있고, 통상 알파나선구조로 감겨져 있다. B는 막단백질에 탄수화물이 결합한 당단백질의 당 부분이며 세포-세포 인식에 관여한다. C는 세포막의 세포외층이고 D는 세포막의 세포질층이다.

| 정답해설 |

ㄷ. 세포막 이중층의 각 층은 인지질과 당지질의 조성에서 아주 다른 양상을 보인다. 당지질은 세포외층에만 위치하며, 포스파티딜이노시톨은 세포질층에서 발견된다. 또한 포스파티딜콜린은 세포외층에 주로 위치하며, 포스파티딜에탄올아민은 세포질층에 주로 존재한다.

| 오답해설 |

ㄱ. 세포막의 막관통단백질(A)은 조면소포체에서 합성되는데, 합성이 완료된 이후에 세포막에 삽입되는 것이 아니라, 합성이 일어나면서 동시에 막에 삽입도 일어난다.

ㄴ. B는 당단백질의 탄수화물 부분이다. 당단백질이 합성될 때 당이 단백질에 첨가되는 것(단백질의 당화)은 소포체나 골지체에서 일어난다. 따라서 B는 세포 표면에서 단백질에 첨가된다는 설명은 옳지 않다.

18.

정답 ⑤

| 자료해석 |

이 문제는 ZZ-ZW 성결정 체계에 대해 이해하고 있는지 확인하기 위한 분석·종합·평가형이다. 조류, 뱀류, 나비류 등에서 보이는 ZZ-ZW 성결정 체계에서 암컷은 이형염색체, 수컷은 동형염색체 조합을 갖는다. 즉, 암컷은 ZW이고 수컷은 ZZ이다. 문제에서 교배에 이용한 막대형 암컷은 막대 표현형에 대해서 반접합자이다(Z^BW). 막대형은 비막대형에 대해 우성이라고 하였으므로, 교배에 이용한 비막대형 수컷은 비막대형에 대한 동형접합자이다(Z^bZ^b). 교배 결과 F_1의 모든 수컷은 막대형(Z^BZ^b)이고, 모든 암컷은 비막대형이다(Z^bW). 따라서 F_1끼리의 교배를 통해 얻은 F_2 자손 중 $\frac{1}{4}$은 막대형 수컷(Z^BZ^b), $\frac{1}{4}$은 비막대형 수컷(Z^bZ^b), $\frac{1}{4}$은 막대형 암컷(Z^BW), $\frac{1}{4}$은 비막대형 암컷(Z^bW)이다.

| 정답해설 |

ㄱ. 위에서 살펴본 바와 같이, F_1 암컷 개체는 모두 비막대형이다.

ㄴ. 닭은 ZZ-ZW 성결정 체계를 가지고 있고 깃털 모양을 결정하는 유전자는 Z-연관되어 있으므로, 모개체가 막대형 깃털(Z^BW)을 가지면 수컷 자손은 모체로부터 모두 Z^B 염색체를 물려받으므로 모두 막대형 깃털을 가지게 된다.

ㄷ. 위에서 살펴본 바와 같이, F_2에서 수컷의 $\frac{1}{2}$은 비막대형이고, 암컷의 $\frac{1}{2}$은 막대형이다.

19.

정답 ②

| 자료해석 |

이 문제는 세크레틴과 이자액 분비에 대해 이해하고 있는지 확인하기 위한 적용형문제이다. 문제에서 주어진 자료를 살펴보면 호르몬 X를 정맥에 주사하였을 때 이전에 비해 이자액의 분비량이 증가하였다. 또한 호르몬 X의 자극으로 중탄산이온(HCO_3^-)의 농도가 증가한 것을 확인할 수 있다. 이러한 자료는 호르몬 X가 세크레틴이라는 것을 말해준다.

| 정답해설 |

ㄷ. 이자 조직액의 pH는 중탄산이온(HCO_3^-)의 분비가 증가된 t_2 시점이 t_1 시점보다 더 낮다.

| 오답해설 |

ㄱ. 자료해석에서 살펴본 것처럼, 문제에서 주어진 자료를 통해 호르몬 X는 세크레틴이라는 것을 알 수 있다.

ㄴ. 문제에서 주어진 자료를 살펴보면, 이자액의 아밀라제 농도는 호르몬 X를 주사한 후 크게 감소한 것을 확인할 수 있다. 하지만 호르몬 X를 주사하기 전에는 약 0.2 mL정도 분비되던 이자액이 호르몬 X의 자극으로 약 17.7 mL 정도로 증가하였다는 점을 고려하였을 때, 호르몬 X의 자극으로 이자에서 아밀라제 분비량이 크게 감소하였다고 보기는 어렵다.

20. 정답 ⑤

| 자료해석 |

이 문제는 결손분석(deletion analysis)에 대하여 이해하고 있는지 확인하기 위한 분석·종합·평가형문제이다. 결손분석은 유전자(DNA)에 존재하는 조절요소(control element)의 특성을 이해하기 위해 수행하는 실험법이다.

문제에서 주어진 <실험 결과>를 살펴보면, 성게의 H2A 유전자 프로모터 중 TATA 상자 상류의 60 bp가 없으면 개구리 난자에서 성게의 H2A 유전자의 발현이 급격하게 증가한 것을 확인할 수 있다. 이를 통해 TATA 상자 상류의 60 bp 부위에는 성게 H2A 유전자의 발현을 억제시키는 조절요소가 존재한다는 것을 알 수 있다. 또한 성게의 H2A 유전자 프로모터 중 TATA 상자 하류의 80 bp가 없으면 개구리 난자에서 발현된 성게의 H2A 유전자 mRNA의 크기가 작아진 것을 확인할 수 있다. 이를 통해 TATA 상자 하류의 80 bp 부위가 없으면 전사 시작점이 야생형 프로모터가 있을 때보다 더 하류로 이동한다는 것을 알 수 있다. 한편 성게의 H2A 유전자 프로모터 중 TATA 상자를 포함하는 약 60 bp가 결실되면 유전자발현이 일어나지 못한다는 것을 알 수 있다.

| 정답해설 |

ㄱ. 문제에서 주어진 실험을 통해 성게의 H2A 유전자 프로모터 중 TATA 상자 상류의 60 bp가 없으면 개구리 난자에서 성게의 H2A 유전자의 발현이 급격하게 증가한 것을 확인할 수 있는데, 이것은 TATA 상자 상류의 약 60 bp 부위에는 유전자의 발현을 억제하는 서열이 존재한다는 것을 말해준다.

ㄴ. 실험에서 H2B 유전자는 대조구로 사용하였는데, 이는 성게의 H2A 유전자가 개구리의 난자에서 정상적으로 발현되는지의 여부와 발현되는 정도 등을 확인하기 위해서 사용한 것이다. 따라서 주어진 설명은 옳다.

ㄷ. 문제에서 제시한 실험을 통해 성게의 H2A 유전자 프로모터 중 TATA 상자 하류의 80 bp가 없으면 개구리 난자에서 발현된 성게의 H2A 유전자 mRNA의 크기가 작아진다는 것을 알 수 있는데, 이러한 결과는 TATA 상자의 하류의 약 80 bp 부위가 결실되면 야생형 프로모터에 비해 전사 시작점이 더 하류로 이동한다는 것을 말해준다.

21. 정답 ③

| 자료해석 |

이 문제는 가족성 고콜레스테롤혈증(FH, familial hypercholesterolemia)에 대해 이해하고 있는지 확인하기 위한 분석·종합·평가형문제이다. 가족성 고콜레스테롤혈증에서는 혈장의 LDL-콜레스테롤 수준이 정상인 사람에 비해 4배 정도로 높게 유지되므로 죽상동맥경화증(atherosclerosis)이 유발되어 동맥의 직경이 좁아지게 되는데, 그 결과로 FH 환자는 20세가 되기 전에 대부분 심장마비로 사망한다. FH 환자가 고콜레스테롤혈증을 보이는 이유는 LDL 수용체가 결핍되어 있기 때문이다. 콜레스테롤은 음식물로부터 섭취되거나 신체 내에서 생합성되는데, 포유동물에서 콜레스테롤을 합성하는 주요한 기관은 간이다. 간에서 콜레스테롤이 합성되는 속도는 세포 내 콜레스테롤 수준에 의해 조절되는데, 콜레스테롤 생합성에서 속도-조절 효소인 HMG CoA 환원효소의 활성도는 세포 내 콜레스테롤 수준이 낮을 때 높아진다.

문제에서 주어진 그래프 (가)를 살펴보면, 환자 A는 [^{125}I]LDL이 환자 A의 섬유아세포에 거의 결합하지 못했지만 정상 섬유아세포에서는 다량 결합한 것을 확인할 수 있다. 이것은 환자 A에는 LDL-수용체가 결핍되어 있다는 것을 말해준다. 그래프 (나)를 살펴보면, 환자 A의 섬유아세포는 정상 송아지 혈청에서 정상인의 섬유아세포에 비해 HMG CoA 환원효소의 활성도가 40~60배 정도 더 높은 것을 확인할 수 있는데, 이것을 통해 환자 A는 정상인보다 훨씬 더 높은 수준으로 콜레스테롤을 합성한다는 것을 알 수 있다. 이것이 환자 A 혈장의 콜레스테롤 수준이 매우 높은 이유를 일부 설명해준다. 한편, 정상 송아지 혈청에서 배양 중이던 섬유아세포를 지질단백질이 결핍된 혈청에 옮겨서 배양을 한 결과, 정상 섬유아세포에서는 24시간 정도 경과되었을 때 HMG CoA 환원효소의 활성도가 수십 배 증가된 것을 확인할 수 있다. 이러한 증가는 지질단백질의 결핍으로 섬유아세포 내부로 섭취되는 콜레스테롤의 양이 감소되었기 때문에 나타난 것이다.

| 정답해설 |

ㄷ. 자료해석에서 살펴본 바와 같이, 문제에서 주어진 자료를 통해, ㉠ 현상이 나타나는 주된 이유가 섬유아세포 내부의 콜레스테롤 수준이 감소했기 때문인 것을 알 수 있다.

| 오답해설 |

ㄱ. 환자 A는 혈장의 콜레스테롤 수준이 매우 높아 죽상동맥경화증이 유발될 가능성이 매우 높고 이것은 심장마비로 이어질 수 있다. 따라서 환자 A의 혈장에 다량의 저밀도

지질단백질(LDL)을 투여해주면 증상이 개선되는 것이 아니라 오히려 악화될 것이다.
ㄴ. 문제에서 주어진 그래프 (나)를 살펴보면, 배양액에서 지질단백질의 결핍은 정상 섬유아세포에서 HMG CoA의 활성도를 크게 증가시키는 것을 확인할 수 있다. 하지만 환자 A의 섬유아세포에서는 배양액에서 지질단백질의 결핍이 HMG CoA의 활성도의 증가를 유도하지 않았다. 따라서 배양액에서 지질단백질의 결핍은 정상 섬유아세포보다 환자 A의 섬유아세포에서 HMG CoA의 활성도를 더 크게 증가시킨다는 설명은 옳지 않다.

22. 정답 ③

| 자료해석 |

이 문제는 림프구의 생성과 면역반응에 대해 이해하고 있는지 확인하기 위한 분석·종합·평가형문제이다. 방사선(X-선) 조사는 림프구를 포함하는 백혈구를 제거하여 생쥐에서 면역결핍이 일어나게 한다. 하지만 골수를 이식해주면 골수에 존재하는 줄기세포(조혈모세포)에서 기원된 림프구 전구세포로부터 림프구가 다시 생성되어 면역계는 정상적으로 회복된다. 문제에서 제시한 실험을 살펴보면, 흉선을 제거하지 않은 경우는 (흉선 위제거), X-선 조사 이후 골수를 이식하여 면역계를 복원시키면 바이러스 Y에 대한 세포매개성 면역반응이 일어나는 것을 확인할 수 있다. 하지만, 흉선을 제거한 경우는(흉선 제거), X-선 조사 이후 골수를 이식하여 면역계를 복원시켜도 세포매개성 면역반응이 일어나지 못하는 것을 확인할 수 있다. 반면에 흉선을 제거하고 X-선을 조사한 생쥐에 골수와 함께 성체 림프구를 이식하여 면역계를 복원시키면 세포매개성 면역반응이 일어나는 것을 확인할 수 있다. 이러한 결과는 세포매개성 면역에 필요한 림프구는 흉선에서 성숙된다는 것을 말해준다.

| 정답해설 |

ㄱ. <실험 결과> Ⅰ에서는 바이러스 Y에 대한 세포매개성 면역반응이 일어나는 것을 확인할 수 있다. 따라서 <실험 결과> Ⅰ에서 X-선을 조사하고 골수를 이식하였을 때 생쥐 X에서 항원 Y에 특이적인 T세포가 생성되었을 것임을 알 수 있다.
ㄴ. <실험 결과> Ⅲ에서는 바이러스 Y에 대한 세포매개성 면역반응이 일어나는 것을 확인할 수 있다. 따라서 <실험 결과> Ⅱ와 비교해보면 성체 림프구(㉠)에는 바이러스 Y에 특이적인 $CD8^+$ T세포가 존재한다는 것을 알 수 있다.

| 오답해설 |

ㄷ. <실험 결과> Ⅱ에서 골수 이식으로 면역계가 복원된 생쥐 X는 흉선이 없는 상태에서 면역계가 복원되었으므로 T세포를 가지지 못한다. 보조T세포의 도움이 없으면 항원의 자극이 있더라도 IgG를 생산할 수 없다. 따라서 <실험 결과> Ⅱ에서 골수 이식으로 면역계가 복원된 생쥐 X는 항원의 자극이 있으면 IgG를 생산할 수 있다는 설명은 옳지 않다.

23. 정답 ④

| 자료해석 |

이 문제는 양서류의 초기 발생과 액티빈 수용체에 대해 이해하고 있는지 확인하기 위한 분석·종합·평가형문제이다. 양서류 초기 배아에서 중배엽은 식물극 세포들에서 분비되는 TGF-β 단백질 집단의 신호물질(Xnr 단백질(Nodal 단백질), 액티빈 등)에 의해 형성이 유도된다. 이들 단백질은 중복된 기능을 가지고 있는데, 그 중 하나는 세포를 중배엽이 되도록 하는 *Xbra* 유전자를 활성화시키는 것이다. TGF-β 단백질 집단의 신호물질은 농도에 따라 주변대 부분에서는 서로 다른 종류의 중배엽을 유도하는 것으로 알려져 있다. 이 신호물질이 거의 없는 부위는 배쪽 중배엽이 되고, 약간 가진 부위는 측면 중배엽이 되며, 많은 양을 가진 부위는 형성체 및 등쪽 중배엽이 된다. 문제에서 주어진 자료를 살펴보면, 돌연변이 액티빈 type Ⅰ 수용체는 세포내 세린/트레오닌 키나아제 부분을 가지지 못한 것을 확인할 수 있다. 따라서 돌연변이 액티빈 type Ⅰ 수용체는 야생형 type Ⅱ 수용체와 결합하게 된다고 하더라도 세린/트레오닌 키나아제 기능을 수행할 수 없어서 세포 내부로 신호를 들여보내지 못할 것이다. 그러므로 돌연변이 액티빈 type Ⅰ 수용체의 mRNA가 주입된 배아에서는 중배엽과 형성체를 유도하는 신호로 작용하는 액티빈 신호가 세포 내부로 들어가지 못해 중배엽과 체축 구조가 형성되지 못하게 될 것으로 예측할 수 있다. 이러한 예측은 문제에서 제시한 정상 제노프스의 2세포기 배아의 양쪽 할구에 돌연변이 액티빈 type Ⅰ 수용체의 mRNA를 각각 주입하고 발생을 진행시키는 실험의 결과에서 확인할 수 있다.

| 정답해설 |

ㄱ. 문제에서 제시한 실험에서 돌연변이 액티빈 type Ⅰ 수용체의 mRNA가 주입된 배아에서는 중배엽이 형성되지 못한다는 것을 확인할 수 있는데, 이를 통해 액티빈은 중배엽 형성을 유도한다는 것을 알 수 있다. 따라서 액티빈은 중배엽 형성을 유도한다는 설명은 옳다.

ㄴ. 문제에서 제시한 실험을 통해 얻은 결과, 즉 돌연변이 액티빈 type Ⅰ 수용체의 mRNA가 주입된 배아에서는 액티빈 신호가 세포 내부로 들어가지 못해 중배엽과 체축 구조가 형성되지 못했다는 것으로부터, ㉠(2-세포기 배아)에서 발현된 돌연변이 type Ⅰ 수용체는 액티빈 수용체가 정상적으로 기능을 수행하지 못하게 하였다는 것을 알 수 있다. 이것은 대부분의 type Ⅱ 수용체가 다량으로 발현된 돌연변이 type Ⅰ 수용체와 결합을 하여서, 정상 type Ⅰ 수용체가 type Ⅱ 수용체에 의해 활성화되지 못했기 때문에 나타난 결과이다. 따라서 ㉠에서 발현된 돌연변이 type Ⅰ 수용체는 정상 type Ⅰ 수용체가 type Ⅱ 수용체에 결합하는 것을 방해한다는 설명은 옳다.

| 오답해설 |

ㄷ. TGF-β 단백질 집단의 신호물질(액티빈 등)이 높은 농도로 존재하는 부위는 등쪽 주변대이다. 배쪽 주변대에는 TGF-β 단백질 집단의 신호물질(액티빈 등)이 거의 없으므로 돌연변이 수용체와 액티빈의 상호 작용은 배쪽 주변대에서가 등쪽 주변대에서보다 더 활발히 일어난다는 설명은 옳지 않다.

24.   정답 ⑤

| 자료해석 |

이 문제는 환기에 영향을 주는 요인에 대하여 이해하고 있는지 확인하기 위한 적용형문제이다. 문제에서 주어진 자료를 살펴보면, 폐포 단위 A는 기도 저항은 그대로인데 유순도가 감소하였으므로 폐섬유화증(pulmonary fibrosis) 환자의 폐포 단위이라는 것을 알 수 있다. 그리고 폐포 단위 B는 유순도는 그대로인데 기도 저항이 증가하였으므로 천식 환자의 폐포 단위인 것을 알 수 있다.

| 정답해설 |

ㄱ. 폐포 단위 A는 폐섬유화증(pulmonary fibrosis) 환자의 것인데, 유순도가 정상 폐포 단위에 비해 많이 감소하였으므로 최대로 공기를 들여 마신다고 하더라도 정상 폐포만큼 팽창하지 못하기 때문에 훨씬 적은 양의 공기가 채워지게 된다.

ㄴ. B에서 보는 것처럼 기도저항이 증가(R값 증가)하게 되면 τ가 커지게 되는데, 이런 폐포 단위의 경우는 정상보다 공기가 더 느리게 채워지고 비워지게 된다.

ㄷ. 위에서 살펴본 바와 같이 B는 천식 환자의 폐포 단위이다.

25.   정답 ③

| 자료해석 |

이 문제는 lac 오페론 발현조절에 대한 이해를 바탕으로 문제에서 제시한 실험을 분석하고 종합한 후 주어진 지문이 옳은지 평가하는 분석·종합·평가형이다. 문제에서 제시한 실험을 살펴보면, 3종류 대장균의 배양액 중 (Ⅱ)에서만 lac 오페론이 발현되므로 이 대장균에서 분리한 RNA에만 lac mRNA가 포함되어 있어 lac DNA와 혼성화가 일어날 수 있다. 방사성 lac mRNA의 혼성화가 일어난 경우에는 염화 세슘을 이용하는 등밀도 침전 결과의 DNA 분획에서 다량의 방사성이 검출된다.

| 정답해설 |

ㄱ. 핵산(DNA)이 있는 분획을 확인하기 위해 흡광도를 조사하는 것이므로, ⓐ는 핵산이 흡수하는 파장인 260이어야 한다.

ㄴ. 실험 결과 (C)에서 lac mRNA가 가장 많이 검출되었으므로, 유도자가 포함되어 있는 배지에서 배양중인 lac 오페론을 갖는 대장균(Ⅱ)의 결과라고 볼 수 있다.

| 오답해설 |

ㄷ. 대장균 (Ⅰ)~(Ⅲ)은 항상(유도자가 없을 때에도) lac 억제자를 생산한다.

26.

정답 ③

| 자료해석 |

이 문제는 억제성 시냅스와 관련한 실험을 분석 및 종합한 후 보기의 내용이 옳은지 평가하는 분석·종합·평가형문제이다. 문제에서 주어진 자료를 살펴보면, 신경세포 Y의 막전위를 +50 mV로 고정시킨 상태에서 신경세포 X의 세포체에 자극을 가하였을 때 신경세포 X의 축삭에서는 활동전위가 발생(전극1)하였고 신경세포 Y의 세포체에서는 과분극이 발생(전극2)한 것을 확인할 수 있다. 신경세포 Y의 막전위를 −80mV로 고정시킨 상태에서 신경세포 X의 세포체에 자극을 가하였을 때 신경세포 X의 축삭에서는 여전히 활동전위가 발생(전극1)하였고 신경세포 Y의 세포체에서는 탈분극이 발생(전극2)한 것을 확인할 수 있다. 반면에 신경세포 Y의 막전위를 −70 mV(Cl^-의 평형전위)로 고정시킨 상태에서 신경세포 X의 세포체에 자극을 가하였을 때 신경세포 X의 축삭에서는 여전히 활동전위가 발생(전극1)하였고 신경세포 Y의 세포체에서는 막전위가 발생하지 않은 것(전극2)을 확인할 수 있다. 이러한 결과는 신경세포 X에서 분비된 신경전달물질은 이와 시냅스를 맺고 있는 신경세포 Y의 막에서 Cl^-의 투과도를 증가시킨다는 것을 알 수 있다.

| 정답해설 |

ㄱ. 자료해석에서 살펴본 바와 같이 문제에서 주어진 자료를 통해 신경세포 X의 자극은 신경세포 Y에서 Cl^-의 투과도를 증가시킨다는 것을 알 수 있다. Cl^-의 평형전위(E_{Cl})가 −70 mV이므로 (나) 과정에서 신경세포 Y의 막전위를 0 mV(+50 mV와 −40 mV 사이의 막전위)로 고정시킨 후 신경세포 X의 세포체에 자극을 가하면, 이와 시냅스를 맺고 있는 신경세포 Y의 세포체에서는 Cl^-의 유입이 일어나게 된다.

ㄴ. ㉠은 단계적 전위인 억제성 시냅스후전위(IPSP)이므로, 단거리 전달 후 소멸될 수 있다.

| 오답해설 |

ㄷ. 자료해석에서 살펴본 바와 같이, 문제에서 주어진 자료를 통해 신경세포 X의 흥분은 신경세포 Y에서 Cl^-의 투과도를 증가시킨다는 것을 알 수 있다.

27.

정답 ①

| 자료해석 |

이 문제는 노던 블롯팅(northern blotting)과 선택적 접합에 대해 이해하고 있는지 확인하기 위한 분석·종합·평가형문제이다. 문제에서 주어진 <실험 결과>를 살펴보면, 초파리의 암컷에서 유전자 X의 mRNA 크기가 약 1.3 kb이므로 3개의 엑손을 모두 포함한다는 것을 알 수 있다. 하지만, 수컷에서는 유전자 X의 mRNA의 크기가 약 1.1 kb이라는 것과 엑손 2에만 혼성화할 수 있는 혼성화 탐침 ⓒ를 이용한 결과에서 밴드가 관찰되지 않는다는 것을 확인할 수 있는데, 이러한 결과는 수컷에서는 유전자 X의 mRNA가 엑손 2는 포함하지 않고 엑손 1과 엑손 3만 포함하고 있다는 것을 말해준다.

| 정답해설 |

ㄱ. 초파리 암컷에서 유전자 X는 엑손 1과 2, 3에 의해서 암호화된 큰 크기의 단백질을 생산하고, 수컷에서는 엑손 1과 3에 의해서만 암호화된 보다 작은 크기의 단백질을 생산한다. 따라서 초파리에서 유전자 X는 적어도 2종류의 서로 다른 단백질을 생산한다는 것을 알 수 있다.

| 오답해설 |

ㄴ. 초파리에서 암컷과 수컷은 모두 동일한 유전자 X를 가지고 있다. 즉, 초파리 암컷과 수컷은 동일한 크기의 유전자 X를 가지고 있다.

ㄷ. ㉠에 존재하는 핵산은 mRNA이다. mRNA에는 유전자의 프로모터 서열이 존재하지 않는다.

28.

정답 ④

| 자료해석 |

이 문제는 바이러스 감염에 대한 생쥐의 방어를 확인하는 실험을 분석 및 종합한 후 주어진 보기가 옳은지 평가하는 분석·종합·평가형문제이다. $CD4^+$ T림프구는 일부 바이러스 감염에 대한 면역반응의 주요 효과 세포이다. $CD4^+$ T림프구는 $IFN\gamma$와 같은 사이토카인을 생산하여 직접적인 항바이러스 활성을 보여주거나 감염부위에서 대식세포의 활성화를 돕는다. 활성화된 대식세포는 질소가스(NO) 등을 생산하여 바이러스를 제거한다.

문제에서 주어진 실험을 살펴보면, 분리한 $CD4^+$ T림프구를 주입한 경우(㉠)는 HSV를 감염시키더라도 효과적인 감염 제어가 일어나 5일 후 HSV가 검출되지 않았지만, 분리한 $CD4^+$ T림프구를 주입하지 않은 경우(㉢)는 HSV를 감염시켰을 때 효과적인 감염 제어가 일어나지 못해 5일 후 HSV가 다량(+++) 검출된 것을 확인할 수 있다. 이러한 결과는 분리한 $CD4^+$ T림프구에는 HSV 특이적인 $CD4^+$ T림프구가 존재하였다는 것을 말해준다. 또한 항-CR3 항체를 처리하여 감염부위로의 대식세포 이동을 차단하거나 항-$IFN\gamma$ 항체를 처리하여 대식세포 활성화를 방해하면, 분리한 $CD4^+$ T림프구를 주입했더라도 HSV 감염에 대한 효과적인 감염 제어가 일어나지 못해 5일 후 HSV가 다량(+++) 검출된 것을 확인할 수 있다. 이러한 결과는 감염부위로의 대식세포 이동과 $IFN\gamma$에 의한 대식세포 활성화가 HSV에 대한 감염제어에 중요하다는 것을 말해준다.

| 정답해설 |

ㄱ. <실험 결과>를 살펴보면, 분리한 $CD4^+$ T림프구를 주입한 경우는 HSV에 대한 효과적인 감염제어가 일어났지만 분리한 $CD4^+$ T림프구를 주입하지 않은 경우는 HSV에 대한 효과적인 감염제어가 일어나지 못한 것을 확인할 수 있다. 따라서 ㉠(분리한 $CD4^+$ T림프구)에 HSV에 특이적인 T림프구가 존재한다는 것을 알 수 있다.

ㄴ. 자료해석에서 살펴본 바와 같이, 문제에서 주어진 실험을 통해 감염부위로의 대식세포 이동과 $IFN\gamma$에 의한 대식세포 활성화가 HSV에 대한 감염제어에 중요하다는 것을 알 수 있다. 따라서 ㉡에서 대식세포에 의한 HSV의 제거가 활발히 일어난다는 설명은 옳다.

| 오답해설 |

ㄷ. 문제에서 ㉢은 생쥐 X와 동계(syngeneic) 생쥐일 뿐만 아니라 면역계가 정상이라고 하였다. 면역계가 정상인 경우 성체에는 잠재적인 모든 항원에 대한 림프구가 존재한다. 따라서 ㉢은 HSV에 특이적인 T림프구를 가지고 있지 않다는 설명은 옳지 않다.

29.

정답 ④

| 자료해석 |

이 문제는 번역(translation) 시 폴리펩티드의 합성 방향에 대하여 이해하고 있는지 확인하기 위한 분석·종합·평가형문제이다. 번역은 리보솜이 mRNA의 5′ 말단에서 3′ 말단으로 이동하면서 이루어지는데, 그에 따라 폴리펩티드는 N-말단에서 C-말단으로 신장된다. <실험 과정> (나)에서 방사성-표지 아미노산을 넣어준 후 추가 배양하면, 추가 배양을 하는 동안 α-글로빈을 합성 중인 모든 리보솜들이 방사성 아미노산을 이용하여 번역을 진행하게 된다. 만일 짧은 시간 동안만 추가 배양하였다면, 방사성 동위원소를 넣어줄 시점에 α-글로빈 사슬의 끝 부분(C-말단 부분)을 합성하고 있었을 리보솜만 방사성 아미노산을 이용하여 α-글로빈 사슬 끝부분의 합성을 끝내고 합성된 사슬을 방출시켰을 것이다. 그러한 α-글로빈 사슬은 트립신 절편 중 C-말단에 있는 펩티드(E)만 표지된다. <실험 과정> (나)에서 추가 배양하는 시간이 길어질수록 α-글로빈의 N-말단에 가까운 방사성 표지 트립신 절편들도 점차 검출된다(E→D→C→B→A).

| 정답해설 |

④ <실험 결과>를 살펴보면, (나)에서 t_2 시간 동안 배양한 경우, 망상적혈구로부터 유리된 α-글로빈 사슬은 트립신 절편 중 N-말단에 가까운 절편들(A, B)은 표지되지 못하는 것을 확인할 수 있다. 또한 (나)에서 적어도 t_4 시간 이상 배양해야만 α-글로빈 사슬은 트립신 절편 중 N-말단 절편(A)이 표지되는 것을 확인할 수 있다. 이러한 결과는 α-글로빈 사슬이 해독되는 데 걸리는 시간은 t_4 이상이라는 것을 말해준다. 따라서 주어진 설명은 옳다.

| 오답해설 |

① (나)에서 망상적혈구를 t_2 시간 동안 배양하더라도 t_2 시간 바로 이전부터 막 합성을 시작한 α-글로빈 사슬의 N-말단은 방사성-아미노산으로 표지될 것이다. 따라서 주어진 설명은 옳지 않다.

② α-글로빈은 망상적혈구에서는 합성되지만, 섬유아세포에서는 합성되지 않으므로, (가)에서 망상적혈구 대신 섬유아세포를 이용할 수 없다.

③ <실험 결과>를 살펴보면, t_0 시점이 지난 직후부터 해독을 모두 끝내고 리보솜으로부터 방출된 α-글로빈 사슬이 존재하는 것을 확인할 수 있다. 이를 통해 t_0일 때, 망상적혈구 세포질에는 α-글로빈 mRNA가 이미 존재하고 있었다는 것을 알 수 있다. 따라서 주어진 설명은 옳지 않다.

⑤ 자료해석에서 살펴본 바와 같이, 문제에서 주어진 자료를 통해 α-글로빈 사슬의 N-말단에 존재하는 펩티드는 E가 아니라 A라는 것을 알 수 있다.

30. 정답 ④

| 자료해석 |

이 문제는 초파리의 트랜스포존인 P 인자를 이용하여 조직 특이적으로 발현되는 유전자를 찾기 위해 수행하는 실험을 분석 및 종합한 후 주어진 보기가 옳은지 평가하는 분석·종합·평가형문제이다. 문제에서 주어진 실험을 살펴보면, 갈색 눈 초파리(ry^- 초파리)가 재조합 P 인자로 형질전환되는 경우 재조합 P 인자에 존재하는 ry^+ 유전자의 산물로 인해 분홍색 눈 초파리가 된다. 재조합 P 인자에 존재하는 $lacZ^+$ 유전자는 조절부위를 가지지 않으므로, 만약 재조합 P 인자가 유전자가 아닌 부분에 삽입되면 $lacZ^+$ 유전자의 발현이 일어나지 못해 형질전환된 초파리는 어느 조직에서도 β-갈락토시다아제 활성이 나타나지 않는다. 하지만 재조합 P 인자가 뇌조직에서 특이적으로 발현되는 유전자의 인근에 삽입되면, 형질전환된 초파리의 뇌조직에서 β-갈락토시다아제 활성이 나타나게 된다.

| 정답해설 |

ㄴ. (나)에서 제작한 형질전환된 초파리에서, 재조합 P 인자가 삽입된 위치 인근에 존재하는 유전자의 조직특이적 발현 특성에 따라 β-갈락토시다아제 활성이 조직특이적으로 나타난다. 따라서 (가)에서 제작한 재조합 P 인자를 이용하면 뇌조직이 아닌 다른 조직에서 특이적으로 발현되는 유전자를 찾을 수 있다.

ㄷ. (다)에서 뇌조직에서 β-갈락토시다아제 활성이 나타나는 초파리는 재조합 P 인자로 형질전환된 초파리이므로, 눈 색깔이 분홍색일 것이다.

| 오답해설 |

ㄱ. ry^+ 유전자는 눈 색소합성에 필요한 효소를 암호화하는 유전자이므로, 이 유전자는 뇌조직에서 발현될 필요는 없을 것이다. 따라서 (가)의 재조합 P 인자에서 ry^+ 유전자의 조절부위에는, 뇌조직에서 특이적으로 발현을 유도하는 인헨서가 존재하지 않을 것이다.

MEMO

01.

정답 ④

| 자료해석 |

이 문제는 항체에 대하여 이해하고 있는지 확인하기 위한 이해형문제이다. B세포는 다섯 종류의 면역글로불린(Ig)을 생산한다. 특정 B세포에서 생산되는 각 개별형(class)의 항체는 중쇄의 불변 영역(C)은 각기 다르지만 같은 항원결합특이성을 보인다. 문제에서 제시한 자료를 살펴보면, 항체 A는 IgM이고, 항체 B는 IgD이며, 항체 C는 IgA이다. 다섯 가지 개별형(class)의 항체의 특징은 다음과 같다.

면역글로불린 (항체)형	분포	기능
IgM (오량체)	초기 항원 접촉 시 첫 번째로 만들어지는 Ig형 : 그 후 혈액 내 농도는 떨어짐.	항원의 중화 및 응집 반응을 촉진, 보체 활성화에 가장 효과적임.
IgG (단량체)	혈액 중에 가장 많은 Ig형 : 조직액에도 존재	항원의 옵소닌작용, 중화 및 응집반응을 촉진 : 보체를 활성화하는 능력에 있어서 IgM보다는 덜 효과적임. 태반을 통과하는 유일한 항체로서 태아에게 수동 면역을 부여함.
IgA (이량체)	눈물, 침, 점액 및 모유 같은 분비물에 존재	항원의 응집 및 중화를 통하여 점막의 국소 방어에 기여 모유에 존재하기 때문에 유아에게 수동 면역을 부여함.
IgE (단량체)	혈액에 낮은 농도로 존재	비만세포와 호염구로부터 알레르기 반응을 유발하는 히스타민을 포함한 다양한 화학물질을 분비하게 함.
IgD (단량체)	항원에 노출된 적이 없는 미경험 B 세포 표면에 존재	항원자극에 의한 B세포의 증식 및 분화 과정(클론 선택)에서 항원수용체로 작동

| 정답해설 |

ㄱ. 항체 A(IgM)는 1차 면역반응이 일어날 때, B세포에서 제일 먼저 만들어져 분비되는 항체이다.

ㄷ. 항체 C(IgA)는 눈물, 침, 점액 같은 분비물에 주로 존재하는 항체이다. 특히 모유에 많이 존재하여 유아에게 수동 면역을 부여해준다.

| 오답해설 |

ㄴ. 옵소닌으로 작용하여 항원이 식세포에게 쉽게 인식되도록 도와주는 단량체 구조의 항체는 항체 B(IgD)가 아니라 IgG이다.

02. 정답 ③

| 자료해석 |

이 문제는 고세균(Archea)의 세포막 특성에 대해 이해하고 있는지 확인하기 위한 이해형문제이다. 고세균은 '극한 환경'의 미생물(호극성 생물, extremophile)로 알려져 있는데, 고염도(극호염균)나 낮은 산소농도, 고온(극호열균), 높거나 낮은 pH 등의 극한의 서식지에서 사는 것으로 알려져 있다. 하지만 실제로 많은 고세균은 호극성 생물이 아니며 일반적인 서식지, 예를 들어 토양에 살고 있다. 모든 고세균의 공통적인 특징은 세포벽에 펩티도글리칸이 없다는 것과 세포막의 지질이 독특한 조성으로 되어 있다는 것이다. 대부분의 진정세균 및 진핵생물의 막지질은 글리세롤 분자와 에스테르 결합을 하는 긴 사슬의 비분지형 지방산을 가지고 있다. 반면 고세균의 막지질은 글리세롤 분자와 에테르 결합을 하는 긴 사슬의 탄화수소를 가지고 있다. 덧붙여 고세균의 긴 탄화수소 사슬은 분지되어 있다. 이들 지질 중 한 종류(디글리세롤 테트라에테르)는 탄화수소 사슬이 40개의 탄소원자로 되어있고, 글리세롤이 탄화수소 사슬의 양 끝에 존재한다((나)). 이들이 만드는 지질단일층(lipid monolayer) 구조는 그 길이가 보통 이중층 막에 있는 지질분자 길이의 두 배가 되는데, 테트라에테르로 이루어진 단일층막은 이중층막보다 훨씬 견고하여 85℃ 이상의 고온에서 잘 자라는 고세균의 세포막이 견고함을 유지할 수 있게 해준다.

| 정답해설 |

ㄱ. 자료해석에서 살펴본 바와 같이, ㉠(고세균의 막지질)에서 탄화수소는 에테르 결합을 통해서 글리세롤에 연결되어 있다.

ㄷ. 자료해석에서 살펴본 바와 같이, 고세균 Y는 막지질이 테트라에테르로 구성되어 있다. 테트라에테르로 구성된 단일층 구조의 세포막은 85℃ 이상의 고온에서도 안정하므로 X보다 Y가 극호열성 고세균일 가능성이 더 클 것임을 알 수 있다.

| 오답해설 |

ㄴ. X(고세균)의 세포벽에는 펩티도글리칸이 존재하지 않는다.

03. 정답 ②

| 자료해석 |

하디-바인베르크 공식을 사용하여 유전자형의 분포를 구한다. I^A형의 대립유전자 빈도를 p, I^B형의 대립유전자 빈도를 q, I^O형의 대립유전자 빈도를 r이라 한다. O형이 25%이므로 $r^2=0.25$, $r=0.5$이다. A형과 O형의 표현형을 합하면 $p^2+2pr+r^2=0.64$, $(p+r)^2=0.64$, $p+r=0.8$, $p=0.3$이며, $q=0.2$이다. A형 혈액형을 가진 남자 중에서 유전자형이 I^AI^A형인 경우가 $0.3^2=0.09$, I^AI^O형인 경우가 $2\times0.3\times0.5=0.30$이다.

| 정답 및 오답해설 |

O형의 여자가 임의의 A형의 남자와 결혼하여 O형의 아이를 낳을 확률은 $\{0.3/(0.09+0.30)\}\times1/2=15/39$이다.

04.   정답 ④

| 자료해석 |

이 문제는 RNA 가공과 DNA-RNA 이중체(duplex)에 대해 이해하고 있는지 확인하기 위한 분석·종합·평가형문제이다. DNA와 RNA의 혼성화 기술을 이용하면, 진핵세포 DNA 또는 mRNA의 인트론 존재 여부를 확인할 수 있다. 진핵세포의 DNA에 mRNA 가공 과정이 완료된 성숙한 mRNA를 혼성화시키면 인트론 영역에 대한 DNA 영역은 이중가닥으로 남게 되고, 엑손 영역에 대한 DNA 영역에서는 R형 고리 구조가 형성된다. <실험 결과>에서 ㉠은 DNA 가닥과 모든 서열에서 상보적이므로 mRNA 가공 과정 전의 mRNA임을 추론할 수 있으며, ㉡은 동일한 DNA 가닥과 혼성화되었을 때, R형 고리와 그 사이의 DNA 이중가닥 영역이 관찰되므로, mRNA 가공 과정을 통해 인트론이 제거된 성숙한 세포질 mRNA임을 추론할 수 있다.

| 정답해설 |

④ ㉠과 ㉡은 쥐의 β-globulin 유전자에서 생성된 RNA로, ㉡에서 제거된 인트론 부위를 제외하고는 동일한 염기서열로 구성되어 있기 때문에 혼성화가 일어나지 못한다. 따라서 주어진 설명은 옳지 않다.

| 오답해설 |

① 위에서 살펴본 바와 같이, 실험 결과를 통해 ㉠은 β-globulin 유전자의 1차 전사체라는 것과 ㉡은 성숙한 mRNA라는 것을 알 수 있다. 따라서 전사과정 동안 1차 전사체인 ㉠이 성숙한 mRNA인 ㉡보다 먼저 형성될 것이다.

② 성숙한 mRNA인 ㉡과 쥐의 β-globulin 유전자가 혼성화된 결과에서 R형 고리들 사이에 DNA 이중가닥 영역이 존재하는 것을 통해 인트론이 적어도 1개가 있음을 추론할 수 있다.

③ DNA-RNA 이중체는 DNA 이중나선보다 더 안정적이어서 DNA 이중나선이 부분적으로 변성된 조건에서 mRNA 분자와 혼합하면 RNA 가닥이 DNA 가닥과 혼성화되어 잡종 핵산가닥을 형성한다.

⑤ β-globulin 유전자의 1차 전사체인 ㉠은 핵에서 일어나는 전사 과정을 통해 형성되며, β-globulin 유전자의 mRNA인 ㉡은 핵에서 일어나는 전사후 변형과정을 통해 형성된다. 따라서 ㉠과 ㉡ 모두 핵에서 형성된다는 설명은 옳다.

05.   정답 ④

| 자료해석 |

이 문제는 화학삼투적 인산화에 대해 이해하고 있는지 확인하기 위한 분석·종합·평가형문제이다. 문제에서 제시된 실험은 화학삼투적 인산화를 알아보기 위한 야겐도르프의 실험이다. (가) 단계에서 pH 7인 엽록체를 pH 4인 완충용액에 넣어 틸라코이드 내강의 산성도가 pH 4가 되도록 한 것은 명반응을 통한 틸라코이드 내강의 수소이온 축적을 재현하기 위한 과정이다. 수소이온 축적은 i) 빛에 의한 물의 광분해로 인한 틸라코이드 내강의 H^+ 농도 증가, ii) 비순환적 광인산화 과정을 통한 틸라코이드 내강의 H^+ 축적, iii) 스트로마의 $NADP^+$에서 NADPH로의 환원으로 인한 H^+ 농도 감소로 인해 발생한다. (나) 단계를 통해 틸라코이드 내강은 pH 4로, 스트로마는 pH 8로 수소이온 농도기울기가 형성된다. 이후 (다) 단계와 같이 ADP와 무기인산(P_i)을 첨가하면, 틸라코이드 내강에 있던 H^+가 틸라코이드 막에 박혀있는 ATP 합성효소를 통해 스트로마로 확산되면서 ATP가 생성된다. 이를 통해 ATP를 합성하는 직접적인 에너지는 빛에너지가 아니라 수소이온 농도 차이에 의한 자유에너지 차이임을 알 수 있다.

| 정답해설 |

④ 광인산화반응에서 물의 분해는 틸라코이드 내강에서 일어난다. 따라서 주어진 설명은 옳다.

| 오답해설 |

① 엽록체에서 ATP는 틸라코이드막의 스트로마쪽에서 합성된다. A는 틸라코이드 내강이므로 A에서 ATP가 생성된다는 설명은 옳지 않다.

② 엽록체에서 ATP 합성효소의 머리부(F_1 단위체)는 틸라코이드막의 스트로마쪽에 위치한다. 스트로마에서 생성된 ATP는 암반응에 사용된다.

③ 자료해석에서 설명하였듯이, 이 실험을 통해 ATP를 합성하는 직접적인 에너지는 빛에너지가 아닌 수소이온 농도 차이에 의한 자유에너지 차이임을 알 수 있다.

⑤ ATP 합성효소를 통해 ATP가 합성되기 위해서는 기저부(F_0 단위체)가 향한 쪽의 H^+ 농도가 더 높아야 한다. 미토콘드리아에서는 엽록체와는 반대로, 기저부(F_0 단위체)가 향하는 쪽이 미토콘드리아 막간강 쪽이므로 pH 8의 완충용액에서 먼저 배양하고, 나중에 H^+의 농도가 더 높은 pH 4의 완충용액으로 옮겨야 한다. 따라서 주어진 설명은 옳지 않다.

06.

정답 ②

| 자료해석 |

이 문제는 약물농도-반응 상관관계에 대해 이해하고 있는지 확인하기 위한 적용형문제이다. 약물농도-반응 상관관계는 약물-수용체 결합의 상관관계와 밀접하게 관련이 있는데, 어떤 약물에 대한 반응은 그 약물과 결합한 수용체 수에 대체적으로 비례한다고 볼 수 있다.

문제에서 주어진 (나)의 그래프를 살펴보면, 낮은 농도의 약물에 대한 반응은 대체로 약물의 농도에 직접 비례해서 증가한다. 하지만 약물의 농도가 증가하면 반응의 증가분은 감소하여 최종적으로는 더 이상의 반응 증가가 일어나지 않는 농도에 도달한다.

| 정답해설 |

ㄷ. 문제에서 주어진 그림 (가)를 살펴보면, 수용체 X에 결합할 때 약물 B가 약물 A보다 더 많은 이온결합을 통해 결합한다는 것을 알 수 있다. 즉, 약물 B가 약물 A보다 단백질 X와 더 큰 친화력을 가지고 있다. 따라서 효력이 더 작은 약물인 약물 ⓒ이 약물 A일 것이다.

| 오답해설 |

ㄱ. 약물 ㉠의 농도-반응 곡선을 살펴보면, 아래와 같은 미카엘리스-멘텐식으로 나타낼 수 있는 그래프(기질의 농도와 효소의 초기반응속도 관계를 나타내는 그래프) 형태임을 알 수 있다. 농도-반응 곡선이 이와 같은 형태라는 것은 약물 ㉠은 수용체 X와 가역적으로 결합한다는 것을 말해준다.

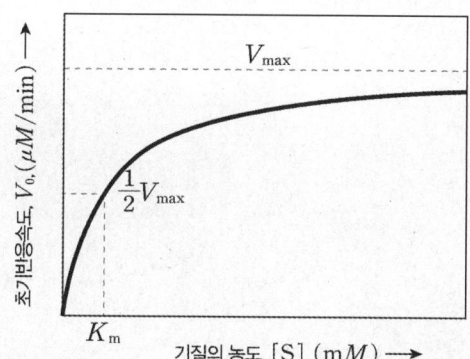

ㄴ. 그래프 (나)를 살펴보면, 약물 농도가 ⓐ보다 증가하면 약물 ㉠에 의한 세포 Y의 반응은 더 높아지는 것을 확인할 수 있다. 따라서 약물 농도가 ⓐ일 때, 세포 Y에 존재하는 수용체는 모두 약물 ㉠과 결합하고 있다는 설명은 옳지 않다.

07.

정답 ⑤

| 자료해석 |

이 문제는 가스의 헤모글로빈 해리곡선에 대해 이해하고 있는지 확인하기 위한 적용형문제이다. 문제에서 주어진 자료를 살펴보면, 산소의 경우는 분압이 100 mmHg일 때 거의 100% 포화되었지만 분압이 40 mmHg가 되면 약 70% 정도만 포화되며, 분압이 0 mmHg에 가까워지면 포화도가 거의 0이 되는 것을 알 수 있다. 하지만, 가스 X는 분압이 5 mmHg 이하일 때에도 벌써 100% 포화되는 것을 확인할 수 있다. 즉, 헤모글로빈에 대한 친화도는 산소보다 가스 X가 훨씬 큰 것을 알 수 있다. 따라서 문제에서 가스 X는 헤모글로빈 분자 내 헴의 산소 결합 위치와 같은 곳에 결합한다고 하였으므로, 만일 가스 X가 약간만 존재(수 mmHg 정도의 분압)한다고 해도 헤모글로빈의 산소운반능력은 0으로 떨어지리라고 추정할 수 있다. 이러한 특성을 갖는 대표적인 호흡가스에는 일산화탄소(CO)가 있다.

| 정답해설 |

ㄱ. 위에서 살펴본 바와 같이, 그래프 자료를 통해 가스 X가 산소보다 헤모글로빈에 대한 친화도가 더 크다는 것을 알 수 있다.

ㄴ. 헤모글로빈에 대한 친화도가 산소보다 훨씬 큰 가스 X가 존재하면 그만큼 헤모글로빈은 산소와 결합하기 어려워질 것이므로, 가스 X는 헤모글로빈의 산소운반능력을 감소시킨다는 것을 추정할 수 있다.

ㄷ. 건물 화재의 연기에 노출되어 위독한 사람은 가스 X에 중독되어 산소운반이 원활하게 일어나지 못하는 위독한 상황에 처하게 되는데, 이때 산소의 분압이 높은 고압실에 들어가면 헤모글로빈에 결합되어 있던 가스 X가 산소로 치환되면서 회복될 수 있게 된다.

08.

정답 ③

| 자료해석 |

이 문제는 혈액 내 기체 운반과 헤모글로빈의 산소포화도에 대해 이해하고 있는지 확인하기 위한 적용형문제이다. 헤모글로빈은 4개의 단위체로 구성되며, 각 단위체는 보결분자로 철이온이 중심에 붙어 있는 햄(heme)그룹을 가지고 있다. 각 철이온이 한 분자의 O_2와 결합하므로 한 분자의 헤모글로빈에는 4분자의 O_2가 결합할 수 있다. O_2가 헤모글로빈에 결합 할 때 한 단위체에 O_2가 결합하면 다른 단위체의 구조가 조금 바뀌어 O_2에 대한 친화도가 바뀌고 O_2가 더 잘 결합할 수 있게 되는데, 이러한 협동성으로 인해 헤모글로빈의 산소해리곡선은 S자 형으로 나타나게 된다.

폐동맥을 통해 폐에 도달하는 혈액은 폐포 내 공기보다 낮은 산소분압과 높은 이산화탄소분압을 갖는다. 따라서 혈액이 폐 모세혈관으로 들어가면 CO_2가 혈액에서 공기로 빠져나가고 동시에 공기 중의 O_2는 폐포의 상피를 덮고 있는 액체에 녹아 들어 혈액으로 확산된다. 조직의 모세혈관에서는 분압의 기울기가 O_2는 혈액 밖으로 CO_2는 혈액 안으로 확산되도록 형성되어 있다. 이렇게 O_2 빠져나가고 CO_2가 첨가된 혈액은 심장으로 돌아가 다시 폐로 방출된다.

| 정답해설 |

ㄱ. 동맥혈(arterial blood)은 혈액 중의 산소를 많이 함유하고 있는 혈액을 의미하고 정맥혈(venous blood)은 산소함량이 적은 혈액을 의미하는데, 대정맥(상대정맥, 하대정맥)(ⓒ)과 폐동맥(ⓐ), 우심장에는 정맥혈이 흐르고 폐정맥(ⓑ)과 대동맥(ⓓ), 좌심장에는 동맥혈이 흐른다. 따라서 좌심방에는 동맥혈이 흐르고 우심방에는 정맥혈이 흐른다는 설명은 옳다.

ㄴ. 정맥혈인 ⓐ(폐동맥)에는 탄산가스 함량이 높으므로 pH가 낮다. 반면에 동맥혈인 ⓑ(폐정맥)은 탄산가스 함량이 낮으므로 pH가 높다. 따라서 ⓐ의 pH는 ⓑ의 pH보다 더 낮다는 설명은 옳다.

| 오답해설 |

ㄷ. 문제에서 헤모글로빈의 산소포화도에 대한 CO_2의 영향은 무시한다고 하였으므로 그래프 (가)를 통해 ⓒ에 존재하는 헤모글로빈의 산소포화도와 ⓓ에 존재하는 헤모글로빈의 산소포화도를 알 수 있다. 그래프를 살펴보면, ⓒ에 존재하는 헤모글로빈의 산소포화도는 약 75%이고 ⓓ에 존재하는 헤모글로빈의 산소포화도는 약 100%인 것을 확인할 수 있다. 따라서 ⓒ에 존재하는 헤모글로빈의 산소포화도는 ⓓ에 존재하는 헤모글로빈의 산소포화도의 약 40% 정도라는 설명은 옳지 않다.

09.

정답 ④

| 자료해석 |

이 문제는 유전억제(suppression)에 대해 이해하고 있는지 확인하기 위한 분석·종합·평가형문제이다. 유전억제는 어떤 돌연변이가 다른 곳의 돌연변이 표현형을 야생형으로 바꾸는 현상을 의미한다.

문제의 자료에서 주어진 교배 실험을 살펴보면, 보라색 눈 초파리(pd/pd; su^+/su^+)와 빨간색 눈 초파리((pd^+/pd^+; su/su)를 교배하여 얻은 F_1은 모두 유전자형이 (pd^+/pd; su^+/su)이고 빨간색 눈을 가지는데(양성잡종), F_1끼리 교배하여 얻은 F_2에서는 빨간색 눈은 $\frac{13}{16}$으로 나타났고 F_2의 $\frac{3}{16}$는 보라색 눈으로 나타났다는 것을 확인할 수 있다. 이러한 결과는, 문제에서 제시한 열성 대립유전자 su는 스스로는 표현형을 나타내지 않지만 눈 색깔 대립유전자 pd를 유전억제한다는 조건을 상기해볼 때, 유전자형이 'pd/pd; su/su'인 초파리 개체는 비록 야생형 대립유전자 pd^+를 가지지 못하더라도 빨간색 눈을 나타나게 되었기 때문에 나타난 결과임을 추정할 수 있다. F_2를 좀 더 자세히 기술해보면, F_2의 $\frac{9}{16}$는 빨간색 눈($pd^+/-$; $su^+/-$)이며 F_2의 $\frac{3}{16}$은 빨간색 눈($pd^+/-$; su/su)이고 F_2의 $\frac{1}{16}$는 빨간색 눈(pd/pd; su/su)이다. F_2의 $\frac{3}{16}$는 보라색 눈(pd/pd; $su^+/-$)이다.

| 정답해설 |

ㄴ. su^+ 대립유전자를 가지지 못하면 유전자형이 pd/pd인 개체는 빨간색 눈을 가지게 되므로, F_2에서 보라색 개체의 유전자형은 su/su가 될 수 없다는 설명은 옳다.

ㄷ. 빨간 눈 초파리(pd^+/pd; su/su)와 보라색 눈 개체(pd/pd; su^+/su)를 교배하면, 4종류의 서로 다른 유전자형 [(pd^+/pd; su^+/su), (pd^+/pd; su/su), (pd/pd; su^+/su), (pd/pd; su/su)]을 가지는 개체가 1:1:1:1로 나온다. 이 중에서 [(pd^+/pd; su^+/su), (pd^+/pd; su/su), (pd/pd; su/su)]는 빨간색 눈을 가지며, (pd/pd; su^+/su)는 보라색 눈을 가진다. 따라서 빨간 눈 초파리(pd^+/pd; su/su)와 보라색 눈 개체(pd/pd; su^+/su)를 교배하면, 자손의 $\frac{3}{4}$은 빨간 눈을 가진다는 설명은 옳다.

| 오답해설 |

ㄱ. F_1으로부터 pd 대립유전자만을 물려받았더라도 유전자형이 (pd/pd; su/su)이면 F_2는 빨간색 눈을 나타낸다.

10.

정답 ⑤

| 자료해석 |

이 문제는 스테로이드 호르몬과 아민 호르몬에 대해 이해하고 있는지 확인하기 위한 이해형문제이다. 호르몬은 화학적 특징에 따라 펩타이드 호르몬, 스테로이드 호르몬, 아민 호르몬 등으로 구분된다. 코티솔((나))과 같은 스테로이드 호르몬은 4개의 탄소 고리가 결합된 구조를 가진 지질이 주성분이며, 모든 스테로이드 호르몬은 콜레스테롤로부터 유도된다. 에피네프린((가))과 티록신((다), T_4), 트리요오드티로닌((라), T_3)은 아미노산 티로신에서 유래하는 아민 호르몬이다. 아민 호르몬 중에서 부신 수질에서 분비되는 호르몬(에피네프린 등)은 수용성이고 갑상샘에서 분비되는 호르몬(티록신 등)은 지용성이다.

| 정답해설 |

⑤ (나)는 스테로이드 호르몬인 코티솔이다. (나)를 분비하는 세포는 스테로이드를 합성하는 세포소기관인 활면소포체가 잘 발달되어 있다. 따라서 주어진 설명은 옳다.

| 오답해설 |

① (가)(에피네프린)는 수용성이고, (나)~(라)는 지용성이다. 따라서 (가)~(라)는 모두 지용성 호르몬이라는 설명은 옳지 않다.

② 스테로이드 호르몬인 (나)(코티솔)의 전구체는 트립토판이 아니라 콜레스테롤이다.

③ (가)는 에피네프린이다. 에피네프린을 분비하는 세포는 부신 피질이 아니라 부신 수질에 존재한다.

④ 갑상샘에서는 티록신((다))과 트리요오드티로닌((라))을 분비한다. 갑상샘은 일반적으로 티록신을 트리요오드티로닌보다 더 많이 분비한다. 하지만 트리요오드티로닌은 티록신보다 체내 세포에서 활성이 더 큰 호르몬이다. 따라서 (라)가 (다)보다 생리적 활성이 더 작다는 설명은 옳지 않다. 혈액에서 순환 중인 티록신은 표적세포에서 효소에 의해 트리요오드티로닌으로 전환될 수 있다.

11. 정답 ③

| 자료해석 |

이 문제는 LDL(저밀도지질단백질)의 세포내도입에 대해 이해하고 있는지 확인하기 위한 이해형문제이다. 섭취한 음식물은 소장에서 흡수된 후, 비극성의 지방은 아포 B-48 단백질로 표지된 킬로미크론(chylonmicron, 유미입자) 형태로 조립된다. 킬로미크론은 암죽관 → 림프관 → 가슴관 → 좌쇄골하정맥 → 상대정맥 → 심장을 거쳐 온몸으로 퍼지는데, 조직에서 사용된 후 나머지는 간으로 흡수된다. 간에서 사용된 후 나머지 지질은 VLDL(초저밀도 지질단백질)로 재조립 되고, VLDL에서 지방세포로 중성지방이 빠져나간 후에 아포 B-100 단백질이 표지된 LDL(저밀도 지질단백질) 형태로 조립된다. LDL은 조직세포에 콜레스테롤을 전달한다. 이 과정에서 LDL은 수용체매개 세포내도입을 통해 조직세포 내로 수송된다. LDL은 세포 표면의 LDL 수용체에 결합하는데, LDL에 존재하는 아포 B-100단백질이 LDL 수용체에 결합한다.
LDL-LDL 수용체 복합체는 클라트린 단백질 피복소낭을 통해 세포내로 도입된다. 세포내 도입 후, 클라트린 피복이 벗겨진 소낭은 엔도솜(endosome)과 융합한다. 산성 환경인 엔도솜에서 LDL 수용체로부터 LDL은 분리되고 소낭을 통해 리소좀으로 이동하며, LDL 수용체는 수송소낭을 통해 세포막으로 재수송되어 재활용된다. LDL은 리소좀으로 수송되어 리소좀 내의 가수분해 효소에 의해 분해된 후, 유리된 콜레스테롤은 세포기질로 방출되어 새로운 막 합성에 사용된다.

| 정답해설 |

ㄱ. 자료해설에서 살펴보았듯이, LDL-LDL 수용체 복합체는 클라트린 단백질 피복소낭을 통해 세포내로 도입된다. 따라서 ⓐ는 클라트린 단백질이라는 설명은 옳다.

ㄷ. 자료해석에서 설명하였듯이, LDL은 표지단백질로 아포 B-100을 가지며, 이를 통해 LDL 수용체와 상호작용한다. 따라서 LDL 수용체에 결합하는 LDL의 부위는 아포 B-100이라는 설명은 옳다.

| 오답해설 |

ㄴ. 자료해석에서 살펴보았듯이, ㉠은 리소좀이다. ㉠에 존재하는 가수분해 효소는 내막계인 리소좀으로 운반되어야 하므로, 세포질에서 자유리보솜에 의해 번역이 완료되지 않고 조면소포체에 결합된 결합 리보솜에 의해 번역이 완료된다. 따라서 ㉠에 존재하는 가수분해 효소의 번역은 세포질에서 완료된다는 설명은 옳지 않다.

12. 정답 ④

| 자료해석 |

이 문제는 심장 근육의 길이-수축 관계에 대해 이해하고 있는지 확인하기 위한 적용형문제이다. 골격근은 근육의 길이가 최적길이(최대의 수축력을 일으키는 길이)보다 길거나 짧을 때 수축력이 약해지는데, 심장 근육의 경우는 휴지기의 근섬유 길이가 최적길이보다 많이 짧다. 따라서 심근섬유의 길이 증가는 섬유의 길이가 최적길이에 가까워지게 하여 수축기 때에 수축력을 증가시킨다.
심근섬유의 길이 변화의 주된 결정요인은 이완기 혈액의 충만 정도이다. 더 많은 혈액이 충만될수록(정맥환류량이 많아질수록) 수축 전 심근섬유의 길이가 더 길어진다. 심장이 더 늘어날수록 다음 수축력은 더 커지고 결과적으로 1회 박출량은 더 커진다. 이러한 이완기말 용적과 1회 박출량 사이의 관계를 심장 프랭크-스탈링 법칙(Frank-Starling law of heart)이라고 한다.

| 정답해설 |

④ 심장에 분포되어 있는 교감신경이 흥분하면 심실의 수축력이 증가하므로, 동일한 이완기말 용적에서 더 많은 혈액을 대동맥으로 내보낸다. 따라서 심장에 분포되어 있는 교감신경이 흥분하면 그래프는 오른쪽이 아니라 왼쪽으로 이동한다.

| 오답해설 |

① 정맥 평활근의 수축력이 증가하면 정맥환류량이 많아질 것이므로(심장에 더 많은 혈액이 충만될 것이므로), 좌심실의 이완기말 용적은 ⓐ보다 커지게 된다.

② 심장 근육의 경우는 휴지기의 근섬유 길이가 최적길이보다 많이 짧으므로, 이완기 혈액의 충만 정도가 증가하면 심근섬유의 길이는 최적길이에 더 가까워진다.

③ 평상시 휴지기 상태에서 좌심장을 흐르는 혈액의 양과 우심장을 흐르는 혈액의 양은 동일하다. 따라서 평상시 휴지기 상태에서 우심실의 1회 박출량은 ㉠과 거의 같다는 설명은 옳다.

⑤ 이완기말 용적이 100 mL에서 150 mL로 증가하면, 심근섬유의 길이가 최적길이에 더 가까워진다. 최적길이에 더 가까워진다는 것은 굵은 필라멘트와 가는 필라멘트가 더 많이 겹쳐지게 된다는 것을 의미하므로, 심실 근섬유에서 굵은 필라멘트와 가는 필라멘트 간에 형성되는 교차결합의 수는 이완기말 용적이 150 mL일 때가 100 mL일 때보다 더 크다는 설명은 옳다.

13.

정답 ④

| 자료해석 |

이 문제는 인슐린과 제Ⅰ형 당뇨병에 대해 이해하고 있는지 확인하기 위한 분석·종합·평가형문제이다. 식후에는 혈당량이 높아지므로 이자의 β 세포에서는 높은 수준으로 인슐린을 분비할 것이다. 따라서 생리적 기능이 정상인 실험동물 A에서 식후에 이자를 떼어내서 파쇄한 후 지질은 제거하고 단백질만을 분리하면, 분리한 단백질 중에 인슐린이 다량 존재할 것이다. 따라서 (나)에서 이자가 제거된 실험동물 B에 (가)에서 분리한 단백질을 주입한 결과, 주입하지 않은 대조구에 비해서 소변의 포도당 농도가 현격히 낮아진 것을 확인할 수 있다. 실험동물 B는 이자가 제거되었으므로 제Ⅰ형 당뇨병을 앓고 있었을 것이다.

| 정답해설 |

④ 실험 동물 B는 이자가 제거된 동물이므로, 인슐린이 분비되지 못하므로 제Ⅰ형 당뇨병에 걸리게 된다. 따라서 실험 동물 B는 제Ⅰ형 당뇨병을 치료하는 방법으로 치료가 불가능하다는 설명은 옳지 않다.

| 오답해설 |

① 자료해석에서 살펴본 바와 같이, 이자가 제거된 동물은 당뇨병에 걸리게 된다. 당뇨병에 걸리면 다갈, 다뇨, 다식의 증상을 나타나므로, 치료받지 못한 실험동물 B는 다뇨의 증상을 보인다는 설명은 옳다.
② (가)에서 분리한 단백질에는 인슐린이 들어 있다. 인슐린은 간에서 글리코겐 합성을 촉진하는 작용을 하는 호르몬이므로, 주어진 설명은 옳다.
③ (가)에서 이자 파쇄액에 클로로포름/메탄올/물 혼합액을 이용해 추출하였다면, 소수성 유기용매인 클로로포름 층에는 지질이 녹아 있고 물 층에는 수용성 단백질이 녹아 있을 것이다. 따라서 주어진 설명은 옳다.
⑤ 문제에서 유전적으로 동일한 실험동물 A와 실험동물 B를 이용하였다고 하였다. 따라서 (나)에서 분리한 단백질은 실험동물 B에서 면역반응을 일으키지 않을 것이다.

14.

정답 ②

| 자료해석 |

이 문제는 상보성 검사와 영양요구주를 이용하여 생합성경로를 추론할 수 있는지 확인하기 위한 분석·종합·평가형문제이다. 문제에서 제시한 <실험 결과>에서 (가)의 결과를 살펴보면, 영양요구주 1과 상보적이지 못한 영양요구주는 2와 7인 것을 확인할 수 있다. 이를 통해 영양요구주 2와 7은 영양요구주 1에서 돌연변이가 일어난 유전자(아데닌 생합성경로를 촉매하는 효소를 암호화하는 유전자)와 동일한 유전자에서 돌연변이가 일어난 영양요구주라는 것을 알 수 있다. 또한 영양요구주 3, 5, 8은 서로 상보적이지 못한 것을 확인할 수 있는데, 이를 통해 영양요구주 3, 5, 8도 동일한 유전자(아데닌 생합성경로를 촉매하는 효소를 암호화하는 유전자)에서 돌연변이가 일어났다는 것과 영양요구주 1, 2, 7에서 돌연변이가 일어난 유전자와는 다른 유전자에서 돌연변이가 일어났다는 것을 알 수 있다. 마찬가지로 영양요구주 4, 6, 9, 10은 서로 상보적이지 못한 것을 확인할 수 있는데, 이를 통해 영양요구주 4, 6, 9, 10도 동일한 유전자(아데닌 생합성경로를 촉매하는 효소를 암호화하는 유전자)에서 돌연변이가 일어났다는 것과 영양요구주 1, 2, 7에서 돌연변이가 일어난 유전자 및 영양요구주 3, 5, 8에서 돌연변이가 일어난 유전자와는 다른 유전자에서 돌연변이가 일어났다는 것을 알 수 있다.
(나) 결과를 살펴보면, 균주 1의 경우 C만 존재하면 생장할 수 있다. 또한, 균주 4는 A와 C가 존재하면 성장할 수 있고, 균주 3은 아데닌만 존재할 때 성장이 가능하다. 이를 통해 균주 1은 A에서 C가 되는 반응에 대한 효소가 존재하지 않고, 균주 4는 B에서 A가 되는 반응에 대한 효소가 존재하지 않으며, 균주 3은 C에서 아데닌이 되는 반응에 대한 효소가 존재하지 않음을 추론할 수 있다. 나아가 아데닌 합성 경로는 "물질 B → 물질 A → 물질 C → 아데닌"임을 알 수 있다.

| 정답해설 |

ㄷ. 자료해석에서 살펴본 바와 같이, 문제에서 주어진 자료를 통해 아데닌 합성 경로는 "물질 B → 물질 A → 물질 C → 아데닌"임을 알 수 있다. 따라서 *Neurospora*의 아데닌 생합성 과정은 최소 3가지 유전자가 관여한다는 설명은 옳다.

| 오답해설 |

ㄱ. 아데닌 합성 경로는 "물질 B → 물질 A → 물질 C → 아데닌"이므로, A~C 중 최소배지 전구물질에서 가장 먼저 만들어진 물질은 C라는 설명은 옳지 않다.

ㄴ. 균주 4는 최소배지에 B만 넣어준 경우에는 생장할 수 없으므로, 균주 4는 '물질 B → 물질 A' 과정을 촉매할 수 있는 효소를 생산한다는 설명은 옳지 않다.

15. 정답 ①

| 자료해석 |

이 문제는 포유류에서 다능성(pluripotency)과 키메라 생쥐에 대하여 이해하고 있는지 확인하기 위한 이해형문제이다. 다능성은 완전한 개체로 될 수는 없지만 체내의 모든 조직으로 분화될 수 있는 능력을 의미하는데, 포유류의 경우는 배반포(blastocyst)의 내세포괴(inner cell mass) 세포나 배아줄기세포(ES cell)가 다능성을 가지고 있다. 생쥐와 같은 포유류의 배반포는 내세포괴(ⓒ)와 영양세포층(ⓒ), 할강으로 구성되어 있다. 생쥐의 배반포에서 내세포괴 세포를 분리하여 배양하면 배아줄기세포(ES cell)를 얻을 수 있는데, 배양중인 배아줄기세포(㉠)를 다른 생쥐의 배반포에 이식시키면 두 배반포의 다능성 세포들이 서로 섞어 복합 포배(배반포)가 형성될 수 있다. 이러한 포배를 대리모에 착상시켜 태어나게 하면 유전적으로 서로 다른 2종류의 세포로 구성된 키메라 생쥐(chimeric mouse)가 태어난다.

| 정답해설 |

ㄱ. 키메라 생쥐(chimeric mouse)는 유전적으로 서로 다른 2종류의 세포로 구성된 생쥐이다. 키메라 생쥐를 만들기 위해서는 배아줄기세포(㉠)와 내세포괴(ⓒ)는 유전적으로 동일하지 않아야 한다.

| 오답해설 |

ㄴ. 세포 ⓒ은 영양세포층 세포인데, 영양세포층 세포는 배 형성에는 관여하지 않는다(즉, 피부 조직으로 발달하지 않는다). 대신 배를 지원해주는 역할을 한다.

ㄷ. ⓒ은 내세포괴(inner cell mass)이므로 전능성을 가지지 못하고 다능성(pluripotency)을 가진다. 전능성은 완전한 하나의 개체로 발생할 수 있는 능력을 의미하는데, 포유류의 배세포는 8세포기까지 전능성을 가진다.

16.   정답 ④

| 자료해석 |

이 문제는 조혈모세포(hematopoietic stem cell)와 혈구세포의 분화에 대해 이해하고 있는지 확인하기 위한 분석·종합·평가형문제이다. 골수에 존재하는 조혈모세포(hematopoietic stem cell)는 다분화능 줄기세포(multipotent stem cell)이다. 조혈모세포의 일부는 림프성 줄기세포(lymphoid stem cell)로 분화하는데, 이들은 면역계에서 활약하는 림프구(B세포, T세포 등)로 최종 분화한다. 조혈모세포의 또 다른 일부는 골수성 줄기세포(myeloid stem cell)로 분화한 후, 적혈구, 호중구, 호염구, 호산구, 단핵구 등으로 최종 분화한다.

문제에서 제시한 실험을 살펴보면, <실험 과정> (나)에서 면역계가 재구성된 생쥐 Y는 생쥐 X의 조혈모세포를 이식받았으므로 (다)에서 얻은 T림프구 중 어떤 것은 단백질 Ly5.1을 발현하고 있을 것이다(Ⅰ 구역). 또한 (나)에서 면역계가 재구성된 생쥐 Y는 생쥐 Y와 유전적으로 동일한 생쥐에서 분리한 전구세포도 이식받았으므로 (다)에서 얻은 T림프구에는 단백질 Ly5.2를 발현하는 것도 있을 것이다(Ⅳ 구역).

| 정답해설 |

④ <실험 과정>에서 생쥐 X와 생쥐 Y가 교배되는 것은 아니기 때문에 (다)에서 얻은 T림프구 중에는 단백질 Ly5.1과 Ly5.2를 동시에 발현하는 것은 없다. 따라서 (다) 과정에서 T림프구를 비장 대신 흉선에서 분리하였다면, Ⅱ 구역에서 세포를 관찰할 수 있다는 설명은 옳지 않다.

| 오답해설 |

① Ⅰ 구역에 존재하는 세포는 Ly5.1은 가지지만 Ly5.2는 가지지 않는 세포이다. 이러한 세포는 생쥐 X에서 이식받은 조혈모세포로부터 유래된 세포이다. 따라서 이식받은 생쥐 X의 조혈모세포로부터 유래된 T림프구는 Ⅰ 구역에서 나타난다는 설명은 옳다.
② 문제의 <자료>에서 생쥐 X와 Y는 Ly5를 암호화하는 유전자를 제외하고는 유전적으로 동일하다고 하였으므로, MHC 타입은 서로 동일할 것이다. 따라서 ㉠에 LCMV를 감염시켜서 얻은 LCMV-특이 세포독성 T세포는 LCMV가 감염된 생쥐 X의 세포를 파열시킬 수 있다.
③ 문제에서 제시한 자료에서 Ly5 단백질은 T림프구와 B림프구, 과립백혈구, 단핵구 등 핵이 있는 모든 혈구세포(blood cell) 표면에 존재한다고 하였다. 따라서 (다) 과정에서 T림프구를 분리하는 대신 대식세포를 분리하였다고 하더라도 Ⅰ 구역과 Ⅳ 구역에서 세포를 관찰할 수 있을 것이다.
⑤ 생쥐 X와 생쥐 Y의 교배로 얻은 F_1은 Ly5 단백질의 유전자좌에서 이형접합성일 것이므로 F_1(성체)의 비장에서 분리한 T림프구는 Ly5.1과 Ly5.2를 동시에 발현할 것이다. 따라서 생쥐 X와 생쥐 Y의 교배로 얻은 F_1(성체)의 비장에서 분리한 T림프구는 Ⅱ 구역에서 관찰될 것이다.

17.   정답 ②

| 자료해석 |

이 문제는 세포외부의 K^+의 농도 변화가 휴지막전위에 미치는 영향에 대해 이해하고 있는지 확인하기 위한 분석·종합·평가형문제이다. 문제에서 주어진 <실험 결과>를 살펴보면, 세포 밖 K^+의 농도가 증가하면 휴지막전위가 상승하는 것을 확인할 수 있다. 즉, 오징어 거대 축삭의 휴지막전위는 세포 밖 K^+의 농도에 크게 영향을 받는다는 것을 알 수 있는데, 이것은 휴지상태의 오징어 거대 축삭 세포막의 K^+에 대한 투과도가 크기 때문에 나타나는 현상이다.

| 정답해설 |

ㄴ. <실험 결과> 그래프를 살펴보면, 세포 밖의 K^+ 농도가 약 $450\,mM$일 때 휴지막전위가 $0\,mV$가 되는 것을 확인할 수 있다. 오징어 거대 축삭 세포막의 K^+에 대한 투과도가 크다는 사실을 고려해봤을 때, 휴지막전위가 $0\,mV$이라는 것은 세포 안팎의 K^+ 농도가 거의 같다는 것을 의미한다. 따라서 '오징어 거대축삭에서 세포내액의 $[K^+]$는 $3.5\,mM$보다 크다'라는 설명은 옳다.

| 오답해설 |

ㄱ. 문제에서 주어진 실험을 통해 휴지상태의 오징어 거대 축삭 세포막 K^+에 대한 투과도가 크다는 것을 알 수 있다. 따라서 '휴지상태의 오징어 거대 축삭 세포막은 K^+을 거의 투과시키지 않는다'라는 설명은 옳지 않다.

ㄷ. 사람의 경우 세뇨관에서 K^+을 과도하게 배설하게 되면 저칼륨혈증이 나타나게 된다. 저칼륨혈증은 휴지막전위를 정상보다 더 음의 값이 되게 하므로 신경세포의 흥분성은 감소할 것이다.

18.   정답 ⑤

| 자료해석 |

이 문제는 전사인자의 기능을 이해하기 위해 여러 부위가 결실된 결손-전사인자를 이용하여 수행한 실험의 결과를 분석 및 종합한 후 주어진 보기가 옳은지 평가하는 분석·종합·평가형문제이다. 만일 <실험 과정> (가)~(나)에서 기능적인 Gal4 단백질이 합성되었다면, (다) 과정에서 UAS_{GAL} 서열에 대한 결합 및 β-galactosidase의 활성이 나타날 것이다. 문제에서 주어진 실험을 살펴보면, Gal4 N-말단의 74개 아미노산이 있으면 DNA 결합 활성이 나타날 수 있는 것으로 보아 Gal4 N-말단의 74개 아미노산이 DNA 결합 영역인 것을 확인할 수 있다. 또한 Gal4 C-말단의 143개 아미노산(738~881)만 존재하면(Ⅴ) β-galactosidase의 활성이 완전히 나타나는 것으로 보아 Gal4 C-말단의 143개 아미노산이 전사활성영역인 것을 확인할 수 있다.

| 정답해설 |

ㄴ. 자료해석에서 살펴본 바와 같이, 문제에서 주어진 자료를 통해 Gal4의 DNA 결합능력은 N-말단의 74개 아미노산에 의해 나타난다는 것을 알 수 있다.

ㄷ. 문제에서 주어진 실험의 결과를 살펴보면, Gal4의 217개 아미노산(N-말단의 74개 아미노산+C-말단의 143개 아미노산)만으로도 Gal4의 DNA 결합 능력 및 전사활성 능력이 완전히 나타나는 것을 확인할 수 있다(Ⅴ). 즉, Gal4의 전체 아미노산 수(881개)에서 DNA 결합 및 전사활성에 필요한 수(217개)를 뺀 664개 아미노산이 없다고 하더라도 Gal4의 DNA 결합 능력 및 전사활성은 능력이 완전히 나타날 수 있다. 따라서 Gal4에서 600개의 아미노산을 제거하더라도 DNA 결합 능력 및 전사활성은 능력이 완전히 나타날 수 있다는 설명은 옳다.

| 오답해설 |

ㄱ. 문제에서 주어진 실험의 결과를 살펴보면, C-말단의 126개 아미노산을 제거하면 β-galactosidase의 활성이 감소("+++"→"+")하기는 하지만 완전히 사라지지는 않는다는 것을 확인할 수 있다(Ⅱ). 따라서 C-말단의 126개 아미노산의 제거는 Gal4의 전사활성 기능을 완전히 제거한다는 설명은 옳지 않다.

19. 정답 ④

| 자료해석 |

이 문제는 피루브산탈수소효소(pyruvate dehydrogenase complex, PDH) 활성조절에 대해 이해하고 있는지 확인하기 위한 적용형문제이다. 피루브산은 미토콘드리아 기질에서 피루브산탈수소효소에 의해 탈카르복실화되어 아세틸-CoA를 생성한다. PDH는 이 비가역적인 반응을 통해 해당과정과 시트르산 회로를 연결한다. 피루브산탈수소효소는 최종산물인 아세틸-CoA나 NADH 등에 의해 다른자리입체성으로 억제되며, 인산화와 탈인산화를 통해 조절된다. 문제에서 주어진 자료를 살펴보면, 인산화된 PDH는 불활성형이고 탈인산화된 PDH는 활성형이므로 PDH 카이네이스는 PDH를 불활성화시키는 효소이고 PDH 포스파테이스는 PDH를 활성화시키는 효소라는 것을 알 수 있다.

| 정답해설 |

ㄱ. 공복 시 혈중 지방산이 증가하면 간에서 아세틸-CoA의 생성이 증가할 것이다. 이는 PDH의 활성을 감소시킬 것이다.

ㄷ. 자료에서 알코올은 티아민(thiamine) 흡수를 억제한다고 하였으므로, 알콜중독자는 티아민 부족으로 PDH의 활성이 낮아져 있을 것이다. 따라서 PDH의 기질인 피루브산이 축적되며, 알코올 대사에 의해 생성된 NADH는 피루브산을 젖산으로 전환시켜 산중이 나타나게 된다.

| 오답해설 |

ㄴ. 인슐린은 포도당이 연료로 이용되는 것을 촉진하는 호르몬이므로, PDH를 활성화시키는 효소인 효소 ㉠(PDH 포스파테이스)의 활성을 증가시킬 것이다.

20. 정답 ①

| 자료해석 |

이 문제는 전기적 시냅스에 대해 이해하고 있는지 확인하기 위한 적용형문제이다. 문제에서 제시한 그림 (가)는 전기적 시냅스이다. 전기적 시냅스는 상대적으로 단순한 구조와 기능을 가지고 있으며, 한 세포에서 다른 세포로 이온이 직접 전달되도록 한다. 전기적 시냅스는 간극연접(gap junction)(가)이라 불리는 특화된 부분에 의해 형성된다. 간극연접은 코넥신(connexin)이라는 특별한 단백질에 의해 형성되는데, 6개의 코넥신은 결합하여 코넥손(connexon)이라는 채널을 만든다. 각 세포의 막에서 형성된 각 코넥손이 서로 결합하면 두 세포의 세포질을 연결하는 통로가 형성된다. 이러한 통로(간극연접)를 통해 이온이 한 세포의 세포질에서 다른 세포의 세포질로 직접 통과할 수 있다. 전기적 시냅스에서의 전달은 매우 빠르고 양방향성이다. 따라서 그림 (나)의 (Ⅰ)은 전기적 시냅스에서의 시냅스 전달을 나타낸 것이고, 그림 (나)의 (Ⅱ)는 화학적 시냅스에서의 시냅스 전달을 나타낸 것이다.

| 정답해설 |

ㄴ. 자료해석에서 살펴본 바와 같이, 문제에서 주어진 자료를 통해 (나)의 (Ⅰ)과 (Ⅱ) 중에서 (가)(전기적 시냅스)의 시냅스 전달을 나타낸 그래프는 (Ⅰ)임을 알 수 있다.

| 오답해설 |

ㄱ. (가)는 전기적 시냅스인데, 전기적 시냅스에서는 시간합(temporal summation)이 일어날 수 없다.

ㄷ. ㉠은 시냅스후 신경세포의 축삭에서 기록한 활동전위의 크기이다. (나)에서 시냅스전 신경세포를 더 강하게 자극하더라도 활동전위의 크기인 ㉠은 더 커질 수 없다.

21.   정답 ①

| 자료해석 |

이 문제는 대장균의 젖당 오페론에서 *lac* 억제자(repressor)와 *lac* 작동부위(operator)나 다른 DNA 간의 결합 특성에 대한 자료를 분석 및 종합한 후 주어진 보기가 옳은지 평가하는 분석·종합·평가형문제이다. 대장균의 *lac* 오페론은 주변 환경에 포도당이 존재할 때에는 발현이 억제되어 있다가 주변 환경에 포도당이 없고 젖당이 있을 때에 발현이 활발히 일어나는 유도성 오페론이다. *lac* 억제자가 *lac* 오페론의 작동부위와 결합하게 되면 *lac* 오페론의 프로모터에 RNA 중합효소가 결합하지 못해 *lac* 오페론의 구조유전자가 전사되지 못하므로, *lac* 억제자는 음성조절단백질(negative regulation protein)이다. 문제에서 주어진 표를 살펴보면 *lac* 억제자와 *lac* 작동부위와의 결합상수(K_A)가 *lac* 억제자와 '다른 모든 DNA'와의 결합상수보다 훨씬 더 큰 것을 확인할 수 있는데, 이는 *lac* 억제자는 '다른 모든 DNA'보다 *lac* 작동부위에 더 강하게 결합한다는 것을 의미한다. 또한 IPTG가 존재할 때 *lac* 억제자와 *lac* 작동부위와의 결합상수는 많이 작아졌지만 *lac* 억제자와 '다른 모든 DNA'와의 결합상수는 변하지 않은 것을 확인할 수 있는데, 이는 IPTG는 *lac* 억제자와 *lac* 작동부위와의 친화력은 감소시키지만 *lac* 억제자와 '다른 모든 DNA'와의 친화력에는 아무런 영향을 주지 않는다는 것을 말해준다.

| 정답해설 |

ㄴ. 젖당은 *lac* 오페론의 유도자로서 *lac* 억제자가 *lac* 작동부위에 잘 결합하게 하지 못하는 역할을 한다. 따라서 ㉠(IPTG) 대신 젖당을 첨가한 경우에도 K_A 값은 $2 \times 10^{13} \, M^{-1}$보다 작을 것이다.

| 오답해설 |

ㄱ. 자료해석에서 살펴본 바와 같이, 문제에서 주어진 자료를 통해 IPTG는 *lac* 억제자와 '다른 모든 DNA' 간의 친화력에는 아무런 영향을 주지 않는다는 것을 알 수 있다. 따라서 IPTG는 *lac* 억제자의 '다른 모든 DNA'에 대한 친화력을 낮춘다는 설명은 옳지 않다.

ㄷ. 문제에서 '다른 모든 DNA'의 수는 4.64×10^6라고 하였으므로, 정상 대장균에 존재하는 결합부위의 수는 $0.77 \times 10^{-17} \, \text{mol}(= \dfrac{4.64 \times 10^6}{6 \times 10^{23}} \, \text{mol})$인 것을 알 수 있다. 그리고 정상 대장균 세포의 부피는 10^{-15} L이라고 하였으므로, '다른 모든 DNA'의 농도는 $0.77 \times 10^{-2} \, M(= \dfrac{0.77 \times 10^{-17} \, \text{mol}}{10^{-15} \, \text{L}})$인 것을 알 수 있다.

$K_A = \dfrac{[\text{억제자} \cdot \text{DNA}]}{[\text{억제자}][\text{DNA}]}$ 식을 다시 배열하면,

$\dfrac{[\text{억제자}]}{[\text{억제자} \cdot \text{DNA}]} = \dfrac{1}{K_A[\text{DNA}]}$ 이므로

$\dfrac{[\text{억제자}]}{[\text{억제자} \cdot \text{DNA}]} = \dfrac{1}{(2 \times 10^6)(0.77 \times 10^{-2})} = \dfrac{1}{1.54 \times 10^4}$

이다. 따라서 대장균에서 '다른 모든 DNA'에 대한 $\dfrac{[\text{억제자}]}{[\text{억제자} \cdot \text{DNA}]}$ 값은 0.2보다 크다는 설명은 옳지 않다.

22.

정답 ②

| 자료해석 |

이 문제는 종양면역에 대해 이해하고 있는지 확인하기 위한 분석·종합·평가형문제이다. 면역계는 암을 인지하고 제거할 수 있는데, 선천면역반응 및 적응면역반응 모두의 작동기전에 의하여 종양세포가 제거될 수 있다. 정상세포에서는 발현되지 않고 종양세포에서만 발현되는 항원을 종양특이항원(tummor specific antigen)이라고 하는데, 종양항원은 체액성 면역반응과 세포성 면역반응을 일으킬 수 있다.

문제에서 제시한 실험을 살펴보면, 흑색종 종양세포에서 제작한 cDNA 도서관 클론 중 가장 아래쪽에 있는 클론이 도입된 표적세포만이 흑색종을 앓고 있는 사람(사람 X)에게서 분리한 T림프구에 의해서 파열된 것을 확인할 수 있다. 이러한 결과는 cDNA 도서관 클론 중 가장 아래쪽에 있는 클론이 가지고 있는 cDNA가 흑색종의 종양항원을 암호화한다는 것과 흑색종을 앓고 있는 사람(사람 X)에게서 분리한 T림프구는 흑색종의 종양항원 특이적인 항원수용체를 발현하는 세포독성T세포라는 것을 말해준다.

| 정답해설 |

② 자료해석에서 살펴본 바와 같이, 문제에서 주어진 실험을 통해 ㉡(흑색종의 종양항원을 암호화하는 cDNA 클론을 가지고 있는 표적세포)은 ㉢(세포독성T세포)에 의해 인식되어 파열되었다는 것을 알 수 있다. 세포독성T세포에 의해 인식되어 파열되기 위해서는 프로테아좀에서 항원이 가공된 후 1종 MHC 분자에 결합한 상태로 세포표면에 제시되어야 한다. 따라서 ㉡은 재조합 DNA에서 발현된 단백질을 리소좀에서 항원 펩타이드로 가공한 후 제시한다는 설명은 옳지 않다.

| 오답해설 |

①, ④ ㉡(흑색종의 종양항원을 암호화하는 cDNA 클론을 가지고 있는 표적세포)은 ㉢(세포독성T세포)에 의해 인식되어 파열되었다. 세포독성T세포에 의해 인식되어 파열되기 위해서는 프로테아좀에서 항원이 가공된 후 1종 MHC 분자에 결합한 상태로 세포표면에 제시되어야 한다. 따라서 ①번의 ㉠은 1종 MHC 분자라는 설명과 ④번의 ㉡은 흑색종 세포가 가지는 종양항원을 암호화하는 유전자를 가지고 있다는 설명은 모두 옳다.

③ 문제에서 제시한 실험이 성립하기 위해서는 (다)의 표적세포는 (라)의 T세포와 1종 MHC 분자에 대한 유전자형이 동일해야한다. (라)의 T세포는 사람 X에서 분리하였으므로, 사람 X에서 분리한 체세포(섬유아세포)를 표적세포 A로 이용할 수 있을 것이다.

⑤ ㉢은 표적세포를 파열시킨 세포독성T세포이다. 세포독성T세포는 퍼포린이나 그랜자임 같은 표적세포를 사멸시킬 수 있는 물질을 생산한다.

23.

정답 ①

| 자료해석 |

이 문제는 단백질 분리와 웨스턴블롯팅에 대하여 이해하고 있는지 확인하기 위한 분석·종합·평가형문제이다. 실험 결과를 살펴보면, 자극을 주지 않았을 때에 비해서 자극을 주었을 때 단백질 Y의 이동성이 감소하였고 산성인산가수분해효소 처리에 의해 이동성이 다시 회복되었으므로 세포 X는 신호물질 자극으로 단백질 Y의 인산화가 일어났다는 것을 알 수 있다. 또한 티로신 인산가수분해효소에 의해서는 이동성이 회복되지 않았지만, 세린/트레오닌 인산가수분해효소에 의해서는 이동성이 회복되었으므로, 신호물질 자극으로 인해 단백질 Y의 세린/트레오닌 잔기가 인산화 된 것임을 알 수 있다.

| 정답해설 |

ㄱ. 주어진 결과를 살펴보면, 신호물질 자극으로 인해 단백질 Y의 세린/트레오닌 잔기가 인산화 된 것임을 알 수 있는데, 이것은 세포 X는 신호물질의 자극으로 세린/트레오닌 인산화효소가 활성화된다는 것을 의미한다.

| 오답해설 |

ㄴ. 세포 파쇄액의 NaCl은 저장액(100 mM)을 사용한다.

ㄷ. 인산화 된 단백질 Y는 분자량이 증가하므로 전기장에서 단백질 Y보다 더 느린 속도로 이동한다.

24.

정답 ⑤

| 자료해석 |

이 문제는 RFLP 분석에 대해 이해하고 있는지 확인하기 위한 분석·종합·평가형문제이다. 문제에서 주어진 실험을 살펴보면, F_2에서 ㉠과 ㉢은 부모형이고 ㉡과 ㉣은 재조합형 자손임을 알 수 있다. 따라서 ㉠과 ㉢ 중 어느 하나는 F_1이고 다른 하나는 P_1이나 P_2 중 어느 하나이다. ㉢을 살펴보면 유전자 X에 대해서도 2종류 제한절편(4,500 bp 크기, 6,500 bp 크기)을 모두 가지고 있고 유전자 Y에 대해서도 2종류 제한절편(2,000 bp 크기, 1,500 bp 크기)을 모두 가지고 있는 것을 확인할 수 있는데, 이것은 ㉢은 이형접합자이고 F_1과 유전자형이 동일하다는 것을 말해준다. ㉠은 P_1이나 P_2 중 어느 하나와 동일한 유전자형을 가진다.

| 정답해설 |

ㄱ. ㉠을 살펴보면, 6,500 bp 크기의 BamHI 제한절편은 2,000 bp 크기의 BamHI 제한절편과 연관되어 있다는 것을 알 수 있다. 따라서 4,500 bp 크기의 BamHI 제한절편은 1,500 bp 크기의 BamHI 제한절편과 연관되어 있을 것이다.

ㄴ. ㉡은 재조합형 자손이므로, 유전자 X와 유전자 Y 사이에서 재조합이 일어난 염색체를 갖는다.

ㄷ. 자료해석에서 살펴본 바와 같이, 문제에서 주어진 자료를 통해 ㉠은 P_1이나 P_2 중 어느 하나와 동일한 유전자형을 가진다는 것을 알 수 있다. 따라서 P_1이나 P_2 중 어느 하나는 6,500 bp 크기의 BamHI 제한절편과 2,000 bp 크기의 BamHI 제한절편을 가지고, 다른 하나는 4,500 bp 크기의 BamHI 제한절편과 1,500 bp 크기의 BamHI 제한절편을 가진다. 서던블롯팅 결과 4,500 bp 크기의 BamHI 제한절편과 1,500 bp 크기의 BamHI 제한절편만을 나타내는 것은 ㉠~㉣과는 다른 밴드 패턴이다.

25. 정답 ②

| 자료해석 |

이 문제는 등-배축 결정을 조절하는 형태발생물질에 대한 자료를 바탕으로 주어진 설명이 옳은지 평가하는 분석·종합·평가형문제이다. 초파리의 난자에는 모계의 유전자에서 발현된 많은 세포질 세포질결정인자들이 존재하는데, 수정이 일어나면 이 세포질결정인자들에 의해 초기 발생이 일어난다.

문제에서 주어진 첫 번째 그래프를 살펴보면, 초파리 배아의 등배축 결정에 관여하는 세포질결정인자인 Dorsal mRNA의 산물인 Dorsal 단백질은 배쪽에 편중분포하는 것을 확인할 수 있다. 이를 통해 초파리 난자에서 Dorsal mRNA는 배쪽에만 한정적으로 분포할 수 있는 신호서열을 갖고 있을 것이라고 추론할 수 있다.

문제에서 제시한 두 번째와 세 번째 그래프를 살펴보면 Snail mRNA는 배쪽에만 한정적으로 분포하고 DPP 활성은 등쪽에서만 나타나는 것을 확인할 수 있다. 문제에서 Dorsal 단백질은 DPP와 Snail 유전자의 전사를 조절한다고 하였다는 점을 상기해볼 때 이러한 결과는 Dorsal 단백질이 DPP 유전자의 전사는 억제할 것이지만 Snail 유전자의 전사는 촉진할 것이라는 점을 말해준다.

| 정답해설 |

② 문제에서 주어진 실험을 통해 Dorsal 단백질은 Snail 유전자에 대해서는 전사 활성자로 작용하지만 DPP 유전자에 대해서는 전사 억제자로 작용한다는 것을 알 수 있다.

| 오답해설 |

① 문제에서 "난자의 세포질에 저장되어 있던 Dorsal mRNA는 수정 직후 번역되어 초파리 배아의 등-배축 결정에 관여한다"라고 제시했으므로, Dorsal 유전자는 모계영향유전자라는 것을 알 수 있다.

③ 자료해석에서 살펴본 바와 같이, 문제에서 주어진 실험을 통해 Snail 단백질은 배쪽을 유도하는 역할을 한다는 것을 알 수 있다. 그런데 신경엽의 형성은 등쪽에서 일어나므로, Snail 단백질은 배쪽에서 신경엽의 발달을 억제할 것임을 추론할 수 있다.

④ 문제에서 주어진 자료에서 Dorsal 단백질은 DPP와 Snail 유전자의 전사를 조절한다고 하였다. 즉, 전사인자로 작용한다. 핵위치신호(NLS)가 제거된 돌연변이 Dorsal 유전자의 산물은 핵으로 이동하지 못해 전사인자로 작용할 수 없다. 따라서 Dorsal 단백질에 의한 배쪽 외배엽 형성 유도가 일어나지 못할 것이다.

⑤ 자료해석에서 살펴본바와 같이, 문제에서 주어진 자료를 통해 Dorsal 단백질은 배쪽에서만 Snail 단백질이 발현되게 함으로써 간접적으로 등쪽화를 억제한다는 것을 알 수 있다.

26. 정답 ⑤

| 자료해석 |

이 문제는 기질의 농도와 초기반응속도(V_0)의 관계와 라인위버-버크 그래프(Lineweaver-Burk plot)에 대하여 이해하고 있는지 확인하기 위한 적용형문제이다. 라인위버-버크식(Lineweaver-Burk equation)은 미카엘리스-멘텐식에 역수를 취하여 얻은 방정식($\frac{1}{V_0} = \frac{K_m}{V_{max}} \frac{1}{[S]} + \frac{1}{V_{max}}$)이다. 따라서 라인위버-버크 그래프에서 y절편은 $\frac{1}{V_{max}}$, x절편은 $-\frac{1}{K_m}$이다. 문제에서 주어진 그래프를 살펴보면, 야생형 효모에서 항진균제 F가 존재하면 항진균제 F가 존재하지 않을 때에 비해서 K_m은 그대로이지만 V_{max}는 작아진 것을 확인할 수 있다. 따라서 항진균제 F는 효소 E의 비경쟁적 저해제(noncompetitive inhibitor)인 것을 알 수 있다. 또한 야생형 효모와 내성 효모에서 효소 E의 K_m 값을 비교해보면, 내성 효모의 효소 E가 야생형 효모의 효소 E에 비해 K_m 값이 더 작은 것을 알 수 있다.

| 정답해설 |

ㄱ. 자료해석에서 살펴본 바와 같이, 항진균제 F는 효소 E의 K_m은 변화시키지 않지만 V_{max}는 작아지게 하였으므로 F는 효소 E의 비경쟁적 저해제(noncompetitive inhibitor)인 것을 알 수 있다.

ㄴ. 문제에서 주어진 그래프를 살펴보면, 내성 효모의 효소 E가 야생형 효모의 효소 E에 비해 K_m 값이 더 작은 것을 알 수 있다. K_m 값이 더 작을수록 효소의 기질친화도가 더 큰 것이므로, E과 기질 사이의 친화력은 야생형 효모보다 내성 효모에서 더 강하다는 것을 알 수 있다.

ㄷ. 문제에서 효소의 촉매효율은 $\frac{k_{cat}}{K_m}$로 나타내고, 효소의 대사전환수인 k_{cat}은 $\frac{V_{max}}{[E]_T}$이라고 하였다. 문제에서 주어진 자료를 살펴보면, 야생형 효모의 E에 5 μg/mL의 F를 처리했을 때의 E의 V_{max}와 내성 효모의 E에 10 μg/mL의 F를 처리했을 때의 E의 V_{max}는 거의 유사하지만, 야생형 효모의 E에 5 μg/mL의 F를 처리했을 때의 E의 K_m 값은 내성 효모의 E에 10 μg/mL의 F를 처리했을 때의 E의 K_m 값보다 훨씬 큰 것을 알 수 있다. 문제에서 동일 양의 효소 E를 사용했다고 하였으므로, 촉매효율($\frac{k_{cat}}{K_m}$)은 내성 효모의 E가 야생형 효모의 E보다 더 큰(높은) 것을 알 수 있다.

27. 정답 ⑤

| 자료해석 |

이 문제는 크로마토그래피에 대하여 이해하고 있는지 확인하기 위한 적용형문제이다. 문제에서 제시한 실험과정을 살펴보면, 이 실험은 친화크로마토그래피를 이용하여 특정 염기서열 $5'-GGGCCC-3'$ / $3'-CCCGGG-5'$에 결합하는 단백질을 분리하는 실험인데, 단백질과 DNA의 결합은 주로 수소결합이나 이온결합에 의하여 이루어진다. 따라서 낮은 염농도에서 DNA에 친화력이 있는 단백질은 DNA에 결합할 수 있지만, 높은 염농도에서는 염에 의해 결합이 방해받게 되므로 결합할 수 없게 된다.

| 정답 및 오답해설 |

세포 X에서 분리한 수용성 단백질을 염색체 DNA 절편들이 결합되어 있는 컬럼을 통과시키게 되면 DNA에 친화력이 없는 단백질들은 컬럼에 결합하지 못하고 통과할 것이지만, DNA에 친화력이 있는 단백질들은 컬럼에 결합할 것이다(따라서 완충용액 A의 염농도는 낮아야 함). 그런데 이 결합은 대부분 비특이적인 결합이므로 중간농도의 염농도를 가지는 완충용액 B를 흘려주면 결합되어 있던 많은 서로 다른 DNA 결합단백질들을 컬럼에서 용출시킬 수 있다. 완충용액 B에 의해서 용출된 단백질들을 $5'-GGGCCC-3'$ / $3'-CCCGGG-5'$서열이 결합되어 있는 컬럼을 통과시키면, 다른 단백질들은 결합하지 못하고 그냥 통과하겠지만, $5'-GGGCCC-3'$ / $3'-CCCGGG-5'$에 특이적인 단백질 Y는 컬럼에 남아있게 된다. 이들은 고농도의 염을 함유하고 있는 완충용액 C를 흘려주면 컬럼에서 용출시킬 수 있다.

28.

정답 ④

| 자료해석 |

이 문제는 올리고뉴클레오티드 어레이에 대하여 이해하고 있는 지를 확인하기 위한 분석·종합·평가형문제이다. 마이크로어레이는 글라스 슬라이드(glass slide)와 같은 지지물질에 부착된 수많은 종류의 서로 다른 DNA 표적(targets)을 의미한다. 마이크로어레이를 이용하면 발생단계나 생리적 변화에 따른 유전자발현양상의 변화를 비교·분석할 수 있고, 돌연변이 유전자의 진단이나 DNA 염기서열 결정에도 적용할 수 있다. 올리고뉴클레오티드 어레이(oligonucleotide array)는 지지물질 위에 8개 혹은 4개의 염기로 된 모든 가능한 올리고뉴클레오티드를 올려놓은 DNA 칩(chip)이다. 다양한 칩이 유전체의 분석뿐 아니라 암세포에서의 돌연변이 유전자를 조사하는 것과 같은 진단 목적으로 개발되었다.

| 정답해설 |

ㄴ. 사용한 올리고뉴클레오티드가 6개 뉴클레오티드로 구성되어 있으면 혼성화되는 스팟의 수는 3개이고, 사용한 올리고뉴클레오티드가 10개 뉴클레오티드로 구성되어 있으면 혼성화되는 스팟의 수는 7개이다.

ㄷ. 점돌연변이가 있는 대립유전자는 정상 대립유전자와 비교했을 때, 올리고뉴클레오티드 어레이 상의 특정 스팟에서 서로 다르게 혼성화 될 것이므로, 올리고뉴클레오티드 어레이는 점돌연변이를 진단하는 데 효과적으로 이용될 수 있다.

| 오답해설 |

ㄱ. 실험 결과를 분석해보면, 올리고뉴클레오티드 X의 염기서열은 5′-GCCAGT-3′이라는 것을 알 수 있다.

29.

정답 ⑤

| 자료해석 |

이 문제의 유형은 두 종류의 돌연변이 세균 X와 Y를 이용하여 DNA 복제 시 선도사슬(leading strand)과 지연사슬(lagging strand)이 복제의 정확성(fidelity)에서 차이가 있는지의 여부를 확인하는 실험을 분석하고 종합한 후 평가하는 추론형이다. 주어진 자료의 모식도를 보면 유전자가 어떤 방향으로 삽입되느냐에 따라서 지연사슬과 선도사슬에 해당하는 염기서열부위의 차이가 있음을 알 수 있다.
염기 A에 대하여 C가 삽입되는 오결합은 존재하지 않는다. 그러므로 유전자가 L-방향으로 삽입될 때는 지연사슬에서만 T와 G의 오결합이 일어난다. 같은 방식으로 R-방향으로 삽입될 때는 선도사슬에서만 T와 G의 오결합이 일어난다. 실험과정에서 Lac^-로 제작한 벡터를 이용하였다. 이 벡터가 Lac^-에서 Lac^+로 복귀 된다는 것은 Lac^-에 돌연변이가 발생하였다는 것을 의미한다. 실험 결과에서 복귀 돌연변이의 비율을 조사하였다. 복귀돌연변이가 발생하였다는 것은 돌연변이의 발생빈도가 높고, 복제정확성이 낮다는 것을 의미한다. L-방향과 R-방향 모두에서 세균 X보다 세균 Y에서 더 복귀돌연변이 비율이 높다. 이것은 세균 Y에서 더 많은 돌연변이가 생긴다는 것을 의미한다.

| 정답해설 |

ㄱ. 세균 X보다 세균 Y에서 더 복귀돌연변이 비율이 높다. 이것은 세균 Y에서 더 많은 돌연변이가 생긴다는 것을 의미한다. 세균 X는 오결합 수선의 결함이 있고, 세균 Y는 교정기능의 결함이 있다. 그러므로 이 결과로부터 오결합 수선의 손상보다 교정 기능의 손상이 더 많은 돌연변이를 유발한다는 것을 알 수 있다.

ㄴ. L-방향의 벡터는 지연사슬에서 돌연변이가 발생하는 것이다. 실험 결과의 세균 X와 세균 Y의 경우는 모두 L-방향 벡터(지연사슬 오결합)가 삽입되었을 때 복귀돌연변이 비율이 낮다. 이것은 L-방향 벡터에서 복귀 돌연변이가 덜 일어나고, 이것은 복제가 더 정확하게 일어난다는 것을 의미한다.

ㄷ. Lac^- 균주는 Lac^+ 균주에 염기치환이 일어나 점돌연변이가 일어난 것을 의미한다. 그러므로 Lac^- 균주에서 복귀돌연변이가 일어나려면 염기치환돌연변이를 일으키는 물질을 처리해야한다. 5-BU는 티민유사체이므로 염기치환돌연변이를 일으킬 수 있다. 그러므로 5-BU를 처리하면 더 높은 복귀돌연변이율을 보일 것이다.

30.   정답 ②

| 정답 및 오답해설 |

이 문제는 신경절세포의 수용장에 대하여 이해하고 있는지를 확인하기 위한 적용형문제이다. 주어진 자료를 살펴보면, B와 같은 방식의 빛이 비춰졌을 경우는 중심부 전체에는 빛이 비춰졌지만 주변부에는 일부가 빛이 비춰지지 않았으므로 흥분성 신호가 억제성 신호보다 커서 신경절세포에서 신경충격의 발사빈도는 더 커지게 된다. 반면에, C와 같은 방식의 빛이 비춰졌을 경우는 중심부 전체에는 빛이 비춰지지 않았지만 주변부에는 일부가 빛이 비춰졌으므로 억제성 신호가 흥분성 신호보다 커서 신경절세포에서 신경충격의 발사빈도는 작아지게 된다. D와 같은 방식의 빛이 비춰졌을 경우는 흥분성 신호와 억제성 신호가 동일한 정도로 발생하므로 신경절세포에서 신경충격의 발사빈도는 변하지 않게 된다.

MEMO

01.

정답 ①

| 자료해석 |

이 문제는 동물세포의 세포연접에 대하여 이해하고 있는지 확인하기 위한 이해형문제이다. 동물세포 사이에서는 밀착연접(tight junction), 데스모좀(desmosome), 간극연접(gap junction)이라는 3가지 형태의 세포연접이 주로 관찰되는데, 장 안쪽의 표피조직에는 3가지 형태의 연접이 모두 존재한다.
문제에서 주어진 그림을 살펴보면, A는 간극연접이다. 간극연접은 코넥손 구조(코넥신 단백질로 이루어짐)에 의해 인접한 세포 간에 형성된 세포질 통로이다. 이 세포질 통로를 통해 이온, 당, 아미노산 및 다른 작은 분자들이 통과한다. 간극연접은 심장근육이나 동물배아에서 세포들 간의 교신 과정에 필요하다. B는 데스모좀이다. 데스모좀에서 이웃한 세포의 세포막 세포질면에는 판(plaque)이라 부르는 원반형의 빽빽한 구조가 각각 존재하는데, 특정 부착단백질이 마주보며 배열되어 있는 2개의 판을 서로 연결시켜준다. 또한 각 판에는 케라틴 단백질이 주성분인 세포골격의 중간섬유(㉠)가 부착되어 있어 상피조직에 기계적 안정성을 제공해준다. 이러한 안정성은 상피조직이나 근육조직에 필요하므로, 데스모좀은 이들 조직에서 발견된다. C는 이웃하는 세포들의 세포막이 띠 형태로 배열되어 있는 특정 단백질에 의해 서로 단단하게 붙어 있는 구조이므로 밀착연접이라는 것을 알 수 있다. 밀착연접은 2가지 기능을 하는데, 하나는 세포들 사이의 공간을 통해 물질이 이동하는 것을 차단하는 것이고 다른 하나는 세포의 한 부위에서 다른 부위로 막단백질과 인지질의 이동을 제한하는 것이다.

| 정답해설 |

ㄱ. 방광에는 오줌이 들어 있는데, 방광의 내벽세포 사이에는 C(밀착연접)가 잘 발달되어 있어 오줌이 몸 안으로 새지 않는다. 따라서 주어진 설명은 옳다.

| 오답해설 |

ㄴ. ㉠은 데스모좀에 결합되어 있는 중간섬유인데, 이 중간섬유는 케라틴 단백질로 이루어져 있다. 따라서 ㉠은 액틴 단백질로 이루어져 있다는 설명은 옳지 않다.
ㄷ. 대부분의 세포기질 단백질은 간극연접을 통해 이웃세포로 이동하지 못한다. 따라서 이웃한 세포들은 A(간극연접)를 통해서 모든 세포기질 단백질을 공유한다는 설명은 옳지 않다.

02.

정답 ②

| 자료해석 |

이 문제는 신경세포와 미엘린수초(myelin sheath)에 대해 이해하고 있는지 확인하기 위한 이해형문제이다. 신경세포는 세포체(cell body)와 수상돌기(dendrite), 축삭(axon) 등으로 이루어져 있는데, 세포체는 핵을 포함한 대부분의 세포질을 포함하고 있으며 수상돌기는 세포체에서 고도로 발달된 가지로서 정보를 받아들이는 부위이다. 축삭은 신호를 먼 거리까지 전달할 수 있도록 특수화된 기다란 돌기이다. 미엘린수초는 신경교세포에 의해 만들어지는 절연 구조인데, 이것은 축삭을 싸고 있는 신경교세포의 막이 50~100층으로 여러 번 감겨진 형태로서 주로 지질로 되어 있어 절연체로서 작용한다. 미엘린수초를 만드는 신경교세포는 말초신경계에서는 슈반세포(Schwann cell)이며 중추신경계에서는 희소돌기세포(oligodendrocyte)이다. 미엘린수초는 축삭을 따라 일정한 간격을 두고 끊어져 있는데, 끊어져 있는 부위를 랑비에결절(node of Ranvier)라 한다.
문제에서 주어진 그림을 살펴보면, 미엘린수초를 형성하는 신경교세포가 슈반세포인 것을 확인할 수 있다. 따라서 문제에서 제시한 그림은 말초신경계에서 관찰된다는 것을 알 수 있다.

| 정답해설 |

ㄷ. Na^+-K^+ 펌프의 밀도는 랑비에마디(nod of Ranvier)(㉡ 부위)에서 높고 수초 지역(㉢ 부위)에서는 낮다. 따라서 Na^+-K^+ 펌프의 밀도는 ㉡ 부위에 존재하는 축삭의 세포막보다 ㉢ 부위에 존재하는 축삭의 세포막에서 더 낮다는 설명은 옳다.

| 오답해설 |

ㄱ. 문제에서 제시한 그림을 살펴보면 미엘린수초를 형성하는 세포가 슈반세포이므로, 축삭 X는 말초신경계에서 관찰될 것이다. 따라서 축삭 X는 뇌의 연합뉴런(interneuron)에서 관찰된다는 설명은 옳지 않다.
ㄴ. 자료해석에서 살펴본 바와 같이, 신경세포에서 핵을 포함한 대부분의 세포소기관은 세포체에 존재한다. 따라서 ㉠(축삭)의 내부에는 골지체가 존재한다는 설명은 옳지 않다.

03.

정답 ③

| 자료해석 |

이 문제는 진정세균에서 일어나는 번역의 개시 과정에 대해 이해하고 있는지 확인하기 위한 이해형문제이다. 번역이 개시되기 위해서 먼저 리보솜의 작은 소단위체가 mRNA에 결합한다. 다음에 안티코돈 3′-UAC-5′를 갖는 개시 tRNA는 개시 코돈인 5′-AUG-3′와 염기쌍을 이루며, 진정세균에서 개시 RNA는 아미노산 포르밀 메티오닌(㉠)을 운반한다. 리보솜 큰 소단위체가 도착하여 결합하면 개시복합체가 완성된다. 이때 개시 tRNA는 리보솜 큰 소단위체의 P 자리에 위치한다. 리보솜 큰 소단위체의 A 자리에는 다음 아미노산이 부착된 tRNA가 들어올 수 있다. 개시인자로 불리는 단백질들이 번역 기구의 모든 구성 요소들이 모이는데 필요하다. GTP는 개시복합체의 조립을 위해 필요한 에너지를 제공한다.

| 정답해설 |

ㄱ. 진정세균에서 번역의 개시[(가) 과정]를 포함한 모든 번역 과정은 세포질에서 일어난다.

ㄴ. 진정세균에서 개시 tRNA가 운반하는 아미노산(㉠)은 포르밀 메티오닌이다.

| 오답해설 |

ㄷ. 리보솜 큰 소단위체가 결합하면서 개시복합체가 완성될 때, 개시 tRNA(㉡)는 리보솜 큰 소단위체의 P 자리에 위치한다. 즉, ㉡(개시 tRNA)이 리보솜 큰 소단위에 존재하는 A 자리에 결합하고 있다는 설명은 옳지 않다.

04.

정답 ④

| 자료해석 |

이 문제는 적혈구 용적률(헤마토크리트, hematocrit)에 대해 이해하고 있는지 확인하기 위한 적용형문제이다. 적혈구 용적률은 전체 혈액 중 적혈구가 차지하는 비율을 의미한다. 문제에서 주어진 그림에서 정상인은 전체 혈액이 차지라는 부피인 100 중에서 적혈구가 차지하는 부피가 약 45이므로, 적혈구 용적률은 약 0.45이다.

사람 A는 정상인에 비해 더 낮은 헤마토크리트를 보이는 빈혈 환자이다. 빈혈은 여러 원인에서 생길 수 있는데, 겸상적혈구 대립유전자를 동형접합성으로 갖는 사람(용혈성 빈혈)이나 비타민 B_{12}를 소화관에서 적절하게 흡수하지 못하는 사람(악성 빈혈)에게서 나타날 수 있다. 사람 B는 적혈구 과다증인데, 정상인에 비해 더 높은 헤마토크리트를 보인다. 적혈구 과다증은 골수에 종양(myeloproliferative neoplasm)이 생긴 환자나 고산지대에 순화된 사람에게서 나타난다.

| 정답해설 |

ㄴ. 자료해석에서 설명하였듯이, 정상인에 비해 더 낮은 헤마토크리트를 보이는 사람은 빈혈 환자이다. 겸상적혈구 대립유전자를 동형접합성으로 갖는 사람은 빈혈(용혈성 빈혈)이 나타난다. 결과 A는 빈혈 환자에서 나타나는 결과이므로, 결과 A는 겸상적혈구빈혈증 대립유전자를 동형접합성으로 갖는 사람에서 나타날 수 있다는 설명은 옳다.

ㄷ. 위에서 살펴본 바와 같이, 혈액 B는 골수에 종양이 생긴 환자나 고산지대에 순화된 사람에서 볼 수 있다.

| 오답해설 |

ㄱ. 헤마토크리트(hematocrit)는 전체 혈액 중 적혈구가 차지하는 비율을 말한다. 따라서 A는 정상인에 비해 헤마토크리트가 더 낮으며, B는 헤마토크리트가 가장 높다. 따라서 세 사람(정상인, A, B)의 헤마토크리트(hematocrit)는 동일하다는 설명은 옳지 않다.

05.　　　　　　　　　　　　　　　　　　정답 ②

| 자료해석 |

이 문제는 등전점 전기영동(isoelectric focusing)에 대해 이해하고 있는지 확인하기 위한 분석·종합·평가형문제이다. 등전점 전기영동은 단백질 혼합물 속의 단백질들을 그들의 등전점에 따라 분리하는 기술이다. 등전점은 단백질의 순전하가 0일 때의 pH를 의미한다. 단백질마다 가지고 있는 산성 아미노산과 염기성 아미노산의 종류와 수가 다르기 때문에, 각 단백질의 등전점은 서로 다르다. 어떤 단백질이 자신의 등전점이 아닌 pH에 놓여있으면 순전하를 띠게 되는데, 그러한 상황에서 전기장을 걸어주면 단백질은 자신의 등전점에 해당하는 pH에 도달할 때까지 음극 쪽으로 혹은 양극 쪽으로 이동하게 된다. 문제에서 주어진 <실험 결과>를 살펴보면, (가)에서 준비한 7종류의 단백질 중 ⓒ과 ⓔ은 등전점이 같고 ⓜ과 ⓒ도 등전점이 같으며 나머지는 등전점이 서로 다른 것을 확인할 수 있다. 등전점 전기영동을 수행할 때 등전점이 가장 낮은 단백질이 (+)극에 가장 가까운 곳으로 이동하고 등전점이 가장 높은 단백질이 (−)극에 가장 가까운 곳으로 이동하므로 ⓒ(혹은 ⓔ)의 등전점이 가장 낮고 ⓜ(혹은 ⓒ)의 등전점이 가장 높다는 것을 알 수 있다.

| 정답해설 |

② 자료해석에서 살펴본 바와 같이, <실험 결과>를 통해 실험에 사용한 7종류 단백질 중 ⓒ과 ⓔ은 등전점이 같고 ⓜ과 ⓒ도 등전점이 같으며 나머지는 등전점이 서로 다른 것(즉, 7종류 단백질이 5종류의 서로 다른 등전점 중 어느 하나를 갖는다는 것)을 확인할 수 있으므로 ⓐ(등전점 전기영동이 끝난 겔)를 염색하면 7개의 밴드가 관찰되는 것이 아니라 5개의 밴드가 관찰된다. 따라서 주어진 설명은 옳지 않다.

| 오답해설 |

① | 자료해석 |에서 살펴본 바와 같이, 문제에서 주어진 실험을 통해 ㉠의 등전점이 ㉥의 등전점보다 더 높다는 것을 알 수 있다. 따라서 주어진 설명은 옳다.

③ SDS-PAGE 수행 시 크기가 작은 단백질일수록 (+)에 더 가까이 이동한다. 따라서 (−)극에 더 가깝게 위치하는 ⓜ의 크기가 (−)극에 더 멀리 위치하는 ㉦의 크기보다 더 크다는 것을 알 수 있다. 따라서 주어진 설명은 옳다.

④ 문제에서 주어진 <실험 결과>를 살펴보면, 등전점 전기영동을 수행할 때 ⓒ은 겔에 loading한 이후 위쪽((+)극 쪽)으로 이동한 것을 확인할 수 있다. 이는 (다)에서 loading한 직후, ⓒ은 순전하를 음의 값으로 가졌다는 것을 의미한다. 따라서 주어진 설명은 옳다.

⑤ 문제에서 주어진 <실험 결과>의 염색한 SDS-PAGE 겔을 살펴보면, 7종류의 단백질 중 ⓒ과 ⓔ은 등전점이 같고 ⓜ과 ⓒ도 등전점이 같다는 것을 알 수 있다. 따라서 7종류의 단백질 중에는 등전점이 같은 단백질이 있다는 설명은 옳다.

06. 정답 ④

| 자료해석 |

이 문제는 세포주기에 대하여 이해하고 있는지 확인하기 위한 이해형문제이다. 문제에서 주어진 그림을 살펴보면, A 시기는 2개의 복제기포가 보이는 것으로 보아 간기 중 DNA 복제가 일어나는 S기임을 알 수 있고, B 시기는 방추사가 응축된 염색체 Y에 결합한 것으로 보아 분열기(전기 후반부나 중기)임을 알 수 있으며, C 시기는 분열기의 말기 혹은 간기의 G_1기임을 알 수 있다. 염색체 Y는 선형이라는 점과 S기에서 염색체 Y에 2개의 복제원점이 존재한다는 점을 통해 세포 X는 진핵세포임을 알 수 있다. 진핵세포는 방추사를 이용하는 세포분열(체세포분열)을 통해 세포가 증식한다.

| 정답해설 |

④ MPF의 활성은 G_2기 후반부(A 시기의 바로 다음 시기)부터 높아져 분열기의 중기까지 높게 유지하다가 중기가 지나고 후기가 진행되면서 급격히 낮아진다. C 시기는 분열기의 말기 또는 분열기가 끝난 직후인 G_1기로 볼 수 있다. 따라서 MPF의 활성은 B 시기(전기 후반부나 중기)보다 C 시기일 때 더 높다는 설명은 옳지 않다.

| 오답해설 |

① A 시기를 살펴보면, 염색체 Y에서 2개의 복제기포가 관찰되므로 복제원점이 2곳이 있다는 것을 알 수 있다.
② DNA 연결효소(ligase)의 활성은 DNA 복제가 일어나는 S기(A 시기)에 높다. 따라서 DNA 연결효소의 활성은 A 시기가 B 시기보다 높다는 설명은 옳다.
③ ㉠(텔로미어)은 수많은 반복적인 짧은 뉴클레오타이드 서열로 이루어져 있어 거듭되는 DNA 복제로 인한 손상으로부터 생명체 유전자를 보호하는 역할을 한다. 따라서 ㉠ 부위에는 단백질에 대한 유전정보가 존재하지 않는다는 설명은 옳다.
⑤ 세포 X는 진핵세포이다. 따라서 세포 X의 단백질은 대부분 진핵생물의 리보솜인 80S 리보솜에 의해 합성된다.

07. 정답 ③

| 자료해석 |

이 문제는 비타민 D(vitamin D)의 생합성과 기능에 대해 이해하고 있는지 확인하기 위한 이해형문제이다.
활성형 비타민 D(1,25-dihydroxycholecalciferol, calcitriol)는 여러 단계를 거쳐서 콜레스테롤로부터 합성된다. 먼저 피부에서 7-디하이드로콜레스테롤(7-Dehydrocholesterol)이 자외선에 의해서 선구비타민 D_3 (previtamin D_3)로 광분해된 후에 비타민 D_3로 이성질화된다. 비타민 D_3는 간과 신장에서 일어나는 히드록실화 반응에 의하여 활성 호르몬인 칼시트리올(calcitriol, 1,25-dihydroxycholecalciferol)로 전환된다.

| 정답해설 |

ㄷ. (나) 과정은 선구비타민 D_3(previtamin D_3)가 간과 신장에서 수산기(-OH)를 받아 칼시트리올(calcitriol)로 활성화되는 과정이다. 파라토르몬(PTH)은 신장에서 수산기가 첨가되는 것을 촉진한다. 따라서 (나) 과정은 파라토르몬(PTH)에 의해 촉진된다는 설명은 옳다.

| 오답해설 |

ㄱ. (가) 과정은 부갑상선이 아니라 피부에서 일어난다.
ㄴ. 칼시트리올(calcitriol)은 소장에서 Ca^{2+}과 인산의 흡수를 모두 촉진한다.

08.　　정답 ⑤

| 자료해석 |

이 문제는 효소 촉매반응의 특성에 대해 이해하고 있는지 확인하기 위한 분석·종합·평가형문제이다. 문제에서 효소 X는 미카엘리스-멘텐식을 따른다고 하였으므로 초기반응속도(V_0)를 기질의 농도([S]) 함수로 나타내면 아래와 같다.

$V_0 = \dfrac{V_{max} \times [S]}{K_m + [S]}$ (V_{max}: 최대반응속도, K_m: 미카엘리스 상수)

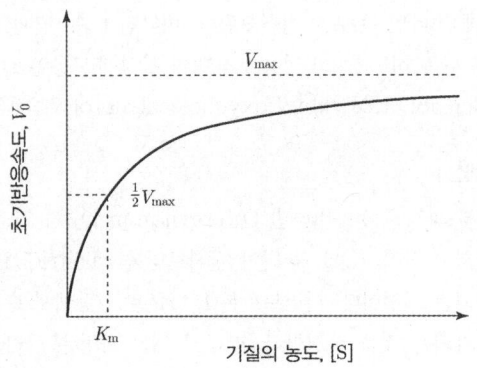

| 정답해설 |

ㄱ. 문제에서 제시한 표를 살펴보면, 최대반응속도 V_{max}는 0.25 μmol/min인 것을 알 수 있다.

ㄴ. 효소 X의 V_0가 V_{max}의 $\dfrac{1}{2}$일 때의 기질의 농도를 K_m이라고 한다. 문제에서 제시한 표를 통해 V_{max}를 알 수 있으므로 K_m은 반응 Ⅳ(혹은 반응 Ⅴ, Ⅵ)의 기질의 농도와 V_0를 미카엘리스-멘텐식에 대입하여 구할 수 있다.

0.2 μ mol/min =

$\dfrac{0.25 \mu mol/min \times 5.0 \times 10^{-5} mol/L}{K_m + 5.0 \times 10^{-5} mol/L}$

∴ K_m=1.25×10⁻⁵ mol/L

ㄷ. 반응 Ⅰ에서 기질의 농도는 5.0×10⁻² mol/L이다. 최대반응속도 V_{max}는 0.25 μmol/min이므로 1분 동안 생성물로 전환되는 기질의 양은 처음 넣어준 기질의 양에 비해 매우 적다. 따라서 효소 X는 5분 동안 최대반응속도로 A를 B로 전환시킬 것이다. 그러므로 반응 Ⅰ에서 처음 1분 동안 생성된 B의 양은 약 0.25 μmol이라는 설명은 옳다.

09.　　정답 ⑤

| 자료해석 |

이 문제는 다인자 유전에 대하여 이해하고 있는지 확인하기 위한 분석·종합·평가형문제이다. 문제에서 주어진 자료를 살펴보면, F_2의 표현형의 비가 9:3:3:1의 변형인 "$\dfrac{15}{16} : \dfrac{1}{16}$"로 나왔는데, 이것은 밀의 낟알의 색이 2개 유전자좌에 의해 결정된다는 것을 말해준다. 또한 밀의 낟알의 색은 진하기 정도가 서로 다른 5종류의 붉은 색 중의 어느 하나(중간색은 분홍색임)와 흰색을 나타낸다는 것으로부터 밀의 낟알의 색은 다인자 유전을 한다는 것을 알 수 있다.

| 정답해설 |

ㄴ. F_2에서 분홍색 낟알을 갖는 개체는 낟알을 붉게 만드는 대립유전자를 2개 가지는 개체로서, 그 비율은 $\dfrac{6}{16}$이다.

ㄷ. 2개 유전자좌가 관여하므로 F_2에서 유전자형의 종류는 9가지이다.

| 오답해설 |

ㄱ. 위에서 살펴본 바와 같이, 밀의 낟알 색은 2개 유전자좌에 의해 결정된다.

10.

정답 ④

| 자료해석 |

이 문제는 반성 유전에 대하여 이해하고 있는지를 확인하기 위한 분석·종합·평가형문제이다. 문제에서 제시한 가계도를 살펴보면, HAPRT는 반성 유전을 한다고 했고 Ⅲ-3과 Ⅲ-4이 정상이기 때문에 Lesch-Nyhan 증후군은 열성 대립 유전자에 의해 나타나는 유전병이라는 것과 Ⅲ-3은 HAPRT 유전자에 대해서 이형 접합성이라는 것을 알 수 있다.

| 정답해설 |

ㄴ. 자료해석에서 살펴본 바와 같이, 문제에서 주어진 자료를 통해 Lesch-Nyhan 증후군은 반성 유전을 한다. 따라서 Ⅳ-5와 Ⅳ-6가 가지고 있는 돌연변이 대립 유전자는 Ⅰ-3으로부터 기원되었다는 것을 유추해 낼 수 있다.

ㄷ. Ⅴ-2가 이 질환을 가지기 위해서는 Ⅳ-3은 정상이므로 돌연변이 유전자를 물려줄 수 있는 Ⅳ-4로부터 기원되어야 한다. 하지만 Ⅳ-4도 정상 표현형을 나타내므로 이형 접합성이라는 것을 알 수 있다. 모계로부터만 돌연변이 유전자를 받을 수 있기 때문에 Ⅴ-2에서 질환을 가진 아이가 태어날 경우 이 아이는 반드시 남자다.

| 오답해설 |

ㄱ. Ⅴ-1이 이 질환을 물려받을 확률은 $\frac{1}{8}(=\frac{1}{2}\times\frac{1}{2}\times\frac{1}{2})$ 이다.

11.

정답 ②

| 자료해석 |

이 문제는 핵형분석(karyotyping) 실험에 대하여 이해하고 있는지 확인하기 위한 적용형문제이다. 핵형분석은 세포의 염색체 크기와 모양 등의 특징을 연구하는 것을 의미하는데, 각각의 생물은 고유한 핵형을 보인다. 핵형분석을 통해서 비정상적인 염색체 이상 유무를 분석할 수 있기 때문에 염색체돌연변이에서 기인된 유전병의 유무 등을 예측하는 진단의 목적으로 이용할 수 있다. 핵형분석을 위해서는 최대로 응축되어 뚜렷한 염색체의 모양을 보이는 중기의 세포가 가장 좋은 재료이므로, 중기 단계의 세포를 얻기 위해 방추사 생성을 억제하는 콜히친을 처리하는 방법이 사용된다. 또한 염색체는 세포분열 과정에서만 관찰되므로 세포분열을 촉진함으로써 관찰의 효율을 증가시킬 수 있다. 핵형분석 수행 시 세포의 모양을 유지하기 위해 아세트산과 알코올 혼합액으로 이루어진 고정액을 처리한다. 사람의 핵형분석은 세포를 채취하기 쉬운 혈구 세포를 사용하는데, 성숙한 적혈구는 핵이 소실되었으므로 핵형분석에 적합하지 않고 핵이 있는 백혈구를 이용한다.

| 정답해설 |

② 자료해석에서 살펴본 바와 같이, 사람의 핵형분석에서 이용하는 혈구 A는 백혈구인데 이것은 백혈구가 주로 존재하는 층인 ⓒ 층으로부터 얻는다. ⓐ은 혈장층이고 ⓒ은 적혈구층이다.

| 오답해설 |

① <자료>에 나와 있는 그림은 채취한 혈액에 항응고제를 넣고 원심분리를 수행하여 얻은 결과이다. 시트르산나트륨은 혈액 응고를 방지하기 위해 사용하는 대표적인 약물이다.

③ 미세소관 형성을 방해하는 작용을 하는 약물인 콜히친은 물질 Y가 될 수 있다.

④ 고정제로 알데히드(aldehyde)나 알코올류를 많이 사용한다. 알코올류 중에서는 에탄올(무수알코올)과 아세트산(빙초산)을 3:1(v/v)로 섞은 용액을 고정액으로 많이 이용한다.

⑤ <실험 결과>의 핵형을 살펴보면, 사람 X는 성염색체로 X 염색체 1개만을 가지고 있으므로 터너 증후군이라는 것을 알 수 있다.

12. 정답 ②

| 자료해석 |

이 문제는 네프론에 대해 이해하고 있는지 확인하기 위한 이해형문제이다. 신장에서 오줌이 만들어지기까지는 몇 단계를 거치는데, 첫 단계는 여과로 유압(혈압)에 의해 사구체 내의 혈액 성분 중 물과 작은 용질들(염류, 아미노산, 당, 질소 노폐물 등)이 상피세포층을 통과하여 보우만 주머니로 이동하여 여과액을 형성한다. 이러한 여과액의 성분 중 유용한 용질(포도당, 특정 염류, 비타민, 호르몬, 아미노산 등)은 능동수송을 통해 재흡수된다. 불필요한 용질이나 노폐물은 그대로 여과액에 남게 되고, 경우에 따라서는 능동수송에 의해 여과액으로 분비되기도 한다. 이러한 용질들의 이동은 물의 이동에도 영향을 미친다.

(가) - 말피기소체(사구체와 보우만 주머니)
(나) - 헨레고리 하행지
(다) - 헨레고리 상행지의 굵은 부분
(라) - 집합관

| 정답해설 |

ㄷ. 심방나트륨이뇨펩타이드(atrial natriuretic peptide, ANP)는 혈액량이 많아져 혈압이 높아졌을 때(심방이 늘어날 때) 심방에서 분비된다. 이 호르몬은 신장에서 Na^+의 재흡수를 감소시키며 레닌-안지오텐신-알도스테론계를 억제한다. 그 결과 Na^+의 요배설과 물의 요배설이 증가하여 혈액량의 감소 및 혈압 감소가 일어난다. 따라서 심방나트륨이뇨펩타이드(ANP) 분비가 증가되면 (라)에서 Na^+의 재흡수가 감소한다는 설명은 옳다.

| 오답해설 |

ㄱ. (나)(헨레고리 하행지)는 물에 대한 투과성이 크다. 따라서 (나)에서는 삼투현상에 의해 물이 재흡수된다. (다)(헨레고리 상행지의 굵은 부분)는 물에 대한 투과성은 없지만, NaCl이 능동수송에 의해 재흡수된다. 따라서 (나)와 (다) 부위는 물에 대한 투과성이 모두 크다는 설명은 옳지 않다.
ㄴ. (가)에 존재하는 혈관은 사구체인데, (가)에 존재하는 혈관(사구체)에서 보우만 주머니로의 Na^+의 이동은 여과를 통해 이루어진다. 따라서 (가)에 존재하는 혈관에서 보우만 주머니로의 Na^+의 이동은 주로 능동수송을 통해 일어난다는 설명은 옳지 않다.

13. 정답 ①

| 자료해석 |

이 문제는 전문 항원 제시세포들의 항원 가공 과정에 대해 이해하고 있는지 확인하기 위한 이해형문제이다. 우리 몸에 존재하는 전문적인 항원 제시세포는 수지상세포, 대식세포, B 세포이다. 수지상세포의 경우 조직에 거주하다가 병원체가 침입하면 식세포 작용을 통해 세포 표면에 항원을 제시하여 림프절에 존재하는 여러 면역세포들에게 항원의 침입을 알린다. 반면, 대식세포는 조직에 거주하다가 병원체가 침입하면 식세포 작용을 통해 세포 표면에 항원을 제시하고 이를 인지한 T 세포로부터 신호를 받아 항원을 제거한다. B 세포는 림프절에 상주하다가 림프절로 들어온 항원과 세포막 항체 수용체에 결합하면 이를 분해하여 항원을 도움 T 세포에게 제시한다. 도움 T 세포는 이를 인지하여 B 세포를 형질세포와 기억세포로 분화하도록 자극하며 형질세포는 림프절에서 항체를 생성하여 체액성 면역 반응을 수행하도록 한다.

이들 세포는 모두 Ⅱ종 MHC 분자에 항원을 제시한다. 수지상세포와 대식세포의 경우((가) 과정) 식세포 작용을 통해 항원이 세포 내 엔도좀으로 유입되며 B 세포의 경우((나) 과정) 항원을 인지하는 항체가 관여한다. 엔도좀은 리소좀과 융합하여 2차 리소좀이 되며 이곳에서 항원이 분해된다. 항원의 단백질 조각은 리소좀 막에 있던 2종 MHC 분자에 올려지며, 이는 다시 원형질 막으로 삽입되어 항원을 제시하게 된다.

| 정답해설 |

ㄴ. 수지상세포와 대식세포는 (가)와 같은 방식으로 항원을 제시하고 B 세포는 (나)와 같은 방식으로 항원을 제시한다. (가) 과정을 통해 수지상세포와 대식세포는 여러 종류의 항원에서 기원된 에피톱을 제시할 수 있지만, (나) 과정을 통해서는 B 세포는 한 종류의 항원에서만 기원된 에피톱을 제시할 수 있다.

| 오답해설 |

ㄱ. Ⅰ종 MHC는 세포 내부의 자기펩티드를 제시하며, Ⅱ종 MHC는 외부항원을 가공하여 제시한다. ㉠과 ㉡ 모두 외부 유래의 항원을 제시하며 막관통 부위가 2개인 것으로 보아 둘 다 Ⅱ종 MHC이다.
ㄷ. MHC 분자는 단백질 항원만 실을 수 있다. 그러므로 ㉢은 단백질 조각이다.

14.   정답 ①

| 자료해석 |

이 문제는 난형낭(타원주머니, utricle)에 대하여 이해하고 있는지 확인하기 위한 이해형문제이다. 포유류 내이에 존재하는 평형감각기관인 전정계는 반고리관(semicircular canal)과 구형낭(둥근주머니, saccule), 난형낭(타원주머니, utricle)으로 이루어져 있다. 난형낭은 수평의 직선상의 움직임의 변화(가속, 감속)나 수직 자세에서 머리의 기울어짐을 감지하는 감각기관이다. 난형낭의 털세포의 입체섬모는 젤라틴성 덩어리인 이석막(otolithic membrane) 속에 묻혀 있고, 이석막 위에는 이석(otolith)이라고 불리는 탄산칼슘과 단백질 입자가 존재한다.

문제에서 제시한 자료를 살펴보면, 사람이 똑바로 서서 머리를 세우고 있을 때 난형낭 속 털세포의 섬모는 운동섬모(가장 기다란 섬모)가 뒤쪽으로 배열되어 있는 상태로 수직으로 세워져 있는 것을 확인할 수 있다((가)). 이 상태에서 털세포에서는 기본 수준의 크기로 수용기전위가 발생하고 그 결과 기본 수준의 양으로 신경전달물질을 분비하는데, 그로 인해 감각뉴런에서는 기본 수준의 빈도로 활동전위가 발생하게 된다. 반면에 머리를 앞으로 숙였을 때에는 중력이 이석에 작용해 입체섬모가 운동섬모의 반대방향으로 휘어지게 된다((나)). 이 상태에서 털세포에서는 기본 수준보다 더 작은 크기로 수용기전위가 발생하고 그 결과 기본 수준보다 더 적은 양의 신경전달물질을 분비하는데, 그로 인해 감각뉴런에서는 기본 수준의 빈도보다 더 낮은 빈도로 활동전위가 발생하게 된다.

| 정답해설 |

ㄱ. 털세포 내부의 $[Ca^{2+}]$ 농도는 털세포의 세포막에 존재하는 전압개폐성 Ca^{2+}통로 개폐정도에 따라 달라진다. 털세포에 더 커다란 수용기전위가 발생할수록 더 많은 전압개폐성 Ca^{2+}통로가 열려 더 많은 Ca^{2+}이 털세포 내부로 유입된다. 따라서 털세포 내부의 $[Ca^{2+}]$ 농도는 (가)일 때(털세포에서 기본 수준의 수용기전위가 발생할 때)가 (나)일 때(털세포에서 기본 수준보다 더 작은 크기의 수용기전위가 발생할 때)보다 더 높다는 설명은 옳다.

| 오답해설 |

ㄴ. ㉠ 부위(이석막)에 존재하는 액체는 내림프(endolymph)인데, 내림프는 그 조성이 세포내액과 비슷하다(높은 K^+ 농도와 낮은 Na^+ 농도). 따라서 $[K^+]$는 ㉠ 부위에 존재하는 액체가 털세포의 세포 내액보다 더 낮다는 설명은 옳지 않다.

ㄷ. 털세포는 상피세포이므로 털세포에서는 활동전위는 발생하지 못하고 수용기 전위가 발생한다. 털세포의 입체섬모(stereocilia)에 존재하는 K^+통로는 입체섬모의 휘어지는 방향에 따라 개방 정도가 달라진다. 입체섬모가 수직으로 세워져 있을 때는 기본 수준의 수로 K^+통로가 열리고, 입체섬모가 운동섬모 방향으로 휘어지면 기본 수준의 수보다 더 많은 수로 K^+통로가 열리며, 입체섬모가 운동섬모 반대 방향으로 휘어지면 기본 수준의 수보다 더 적은 수로 K^+통로가 열린다. 유입된 K^+ 이온에 의해 수용기 전위가 발생하고, 탈분극 됨으로써 전압의존성 Ca^{2+} 채널이 활성화되어 털세포에 연결된 감각신경으로 신경전달물질이 방출된다. 그러므로 주어진 설명은 옳지 않다.

15. 정답 ①

| 자료해석 |

이 문제는 세포막의 유동성에 대해 이해하고 있는지 확인하기 위한 분석·종합·평가형문제이다. 세포막은 분자들이 특정 위치에 견고하게 고착되어 움직임이 없는 판이 아니다. 막은 공유결합보다 훨씬 약한 소수성 상호작용으로 주로 결합되어 있다. 대부분의 지질과 몇몇 단백질은 막의 수평면으로 떠다닐 수 있는데, 이를 수평 이동(lateral diffusion)이라 한다. 문제에서 주어진 실험의 결과를 살펴보면, 세포 Y의 막단백질 X를 형광물질이 결합된 항체로 표지한 후 레이저 빔을 조사한 직후에는 레이저 빔을 조사한 지역이 탈색된 것을 확인할 수 있다. 하지만 일정 시간이 경과한 후에는 형광 표지된 단백질 X와 탈색된 단백질 X가 서로 섞인 것을 확인할 수 있다. 이것은 단백질 X가 세포막에서 수평 이동하였다는 것을 말해준다.

| 정답해설 |

ㄱ. 단백질 X와 같은 막관통 단백질은 조면소포체에서 합성된 후, 분비 경로를 통해 세포막으로 보내진다.

| 오답해설 |

ㄴ. 자료해석에서 살펴본 바와 같이, 문제에서 주어진 자료를 통해 단백질 X가 세포막에서 수평 이동하였다는 것을 알 수 있다. 단백질 X가 수평 이동하기 위해서는 세포골격 섬유나 세포 내부의 세포골격에 공유결합을 하고 있지 않아야 한다. 따라서 세포 Y에서 단백질 X는 대부분 세포골격 섬유와 공유결합을 하고 있다는 설명은 옳지 않다.

ㄷ. 포유동물의 면역계는 자신의 분자에 대해서는 반응하지 않는 자기관용을 가지고 있다. 즉, 자신의 분자에 대해서는 항체를 생산하지 않는다. 따라서 <실험 과정> (가)에서 이용한 항-X 항체는 세포 Y를 제공한 포유동물의 혈액에서 얻을 수 없다.

16. 정답 ④

| 자료해석 |

이 문제는 평활근 수축 조절에 대해 이해하고 있는지 확인하기 위한 적용형문제이다. 평활근에서는 미오신 경사슬의 인산화와 탈인산화를 통해 수축과 이완을 조절하는데, 평활근에서 Ca^{2+}-칼모듈린이 MLCK(미오신 경사슬 인산화효소, myosin light chain kinase)를 활성화시키면 활성화된 MLCK는 미오신 경사슬을 인산화시킨다. 미오신의 인산화는 미오신 ATPase 활성을 강화시키는데, 미오신 ATPase 활성이 높으면 액틴 결합과 교차다리 주기가 증가하여 근육에서 장력을 증가시킨다. MLCP(미오신 경사슬 탈인산화효소, myosin light chain phosphatase)에 의한 미오신 경사슬의 탈인산화는 미오신 ATPase 활성을 감소시킨다. 따라서 세포질의 Ca^{2+} 농도가 변화되지 않더라도 미오신은 탈인산화될 수 있고 그로 인해 수축력은 감소할 수 있다.

문제에서 주어진 그래프를 살펴보면, Ca^{2+} 농도가 동일할 때 평활근 세포에서 발생하는 장력은 ㉠이 ㉡보다 더 크다. 그러므로 $\frac{MLCK}{MLCP}$ 값은 ㉠이 ㉡보다 더 크다는 것을 알 수 있다.

| 정답해설 |

ㄱ. 자료해석에서 살펴본 바와 같이, 문제에서 주어진 자료를 통해 $\frac{MLCK}{MLCP}$ 값은 ㉠이 ㉡보다 더 크다는 것을 알 수 있다.

ㄷ. $\frac{MLCK}{MLCP}$ 값이 계속 높게 유지되면, 혈관 평활근의 수축 상태가 지속되어 고혈압이 유발될 수 있다.

| 오답해설 |

ㄴ. NO는 혈관 평활근 이완 인자이므로, 평활근 세포에 NO를 처리하면 $\frac{MLCK}{MLCP}$ 값은 작아질 것이다. 따라서 ㉡ 상태에 있는 평활근 세포에 NO를 처리하면, 그래프는 ㉠으로 바뀔 수 없다. 그 대신 그래프는 ㉡보다 더 오른쪽에 위치하게 된다.

17. 정답 ①

| 자료해석 |

이 문제는 초기 포유류 배아의 발생에 대해 이해하고 있는지 확인하기 위한 이해형문제이다. 수정 후 6일이 지나면 사람의 배아는 난할이 완전히 끝난 배반포(blastocyst) 상태로 수란관에서 자궁으로 이동을 끝내게 된다. 배반포는 영양세포층(trophoblast)과 내세포괴(inner cell mass; ICM), 할강(blastocoel)으로 구성되어 있다. 영양세포층은 배 형성에는 관여하지 않지만, 배가 착상을 시작하게 해주고 태반의 배아 부위인 융모막을 형성한다. 내세포괴는 상배엽(㉠)과 하배엽(㉡)으로 나누어지는데, 배는 상배엽(㉠)에서만 만들어지고 하배엽(㉡)은 배외막인 난황주머니(㉢)를 만든다. 낭배형성과정이 진행되는 동안, 상배엽 세포들이 원조(㉣)를 통과하여 안으로 이동하여 중배엽과 내배엽을 형성한다. 헨센결절(㉤)을 통해 함입된 세포들은 척삭을 형성한다.

| 정답해설 |

① 낭배형성과정 동안 ㉠(상배엽)의 세포들이 헨센결절(㉤)을 통해 안으로 함입되어 척삭을 형성한다.

| 오답해설 |

② ㉡(하배엽)으로부터는 어떠한 배 구조도 형성되지 않는다. 따라서 ㉡에서 소화계가 형성된다는 설명은 옳지 않다.
③ ㉢(난황주머니)은 영양세포층(trophoblast)에서 유래되는 것이 아니라 하배엽에서 유래된다. 영양세포층에서는 융모막이 형성된다.
④ ㉣(원조)을 통해 함입되어 들어간 세포들은 중배엽과 내배엽이 된다. 신경관은 척삭의 유도로 외배엽에서 형성된다.
⑤ ㉤(헨센결절)을 통해 함입되어 들어간 세포는 척삭이 된다. 척삭의 유도로 외배엽에서 신경관이 형성될 때 떨어져 나온 세포들이 신경릉세포가 된다.

18. 정답 ②

| 자료해석 |

이 문제는 중간 강도의 유산소 운동 시 대사 조절에 대해 이해하고 있는지 확인하기 위한 적용형문제이다. 문제에서 주어진 자료를 살펴보면, 중간 강도의 유산소 운동 시 작용하는 아민 호르몬 X는 에피네프린이다. 에피네프린은 운동 중인 근육과 휴식 중인 근육 모두에서 글리코겐 분해를 촉진하는데, 그 결과 생성된 포도당 6-인산은 운동 중인 근육에서는 주로 CO_2로 분해되지만 휴식 중인 근육에서는 젖산으로 전환된다. 생성된 젖산은 혈액을 통해 간으로 수송되는데, 호르몬 X의 작용으로 간에서 포도당신생합성이 촉진되어 포도당을 혈장에 공급한다. 혈장의 포도당은 운동 중인 근육에서는 이용될 수 있지만, 휴식 중인 근육에서는 이용되지 못한다.

| 정답해설 |

ㄴ. 운동 시 작용하는 아민 호르몬 X인 에피네프린은 이자의 베타세포(내분비세포 A)에서 인슐린의 분비를 억제한다.

| 오답해설 |

ㄱ. 호르몬 Y(인슐린)는 간에서 젖산을 기질로 포도당을 생성하는 포도당신생합성을 촉진하는 것이 아니라 억제한다.
ㄷ. 문제에서 주어진 자료를 살펴보면, 젖산의 생성이 운동 중인 근육보다 휴식 중인 근육에서 더 많이 일어나는 것을 확인할 수 있다. 따라서 젖산발효는 휴식 중인 근육이 운동 중인 근육보다 더 활발히 일어나고 있음을 알 수 있다.

19. 정답 ④

| 자료해석 |

이 문제는 개구리(Xenopus)와 초파리(Drosophila)에서 등-배축 형성에 대해 이해하고 있는지 확인하기 위한 적용형 문제이다. 개구리 등의 척삭동물(동물 X) 배아에서는 신경삭(신경다발, nerve cord)이 등쪽에 형성된다. 하지만 척삭동물이 아닌 다른 동물(동물 Y)에서는 신경삭이 배쪽에 형성된다. 개구리(Xenopus)에서 표피유도인자는 BMP4인데, BMP4는 신경조직과 관련된 유전자의 발현은 억제하고 표피예정화에 관련된 유전자들을 활성화한다. 배아의 등쪽에서 형성되는 형성체에서 BMP의 길항제(노긴(Noggin), 코르딘(Chordin) 등)는 외배엽이 BMP4에 의해 표피 조직(배쪽 구조)으로 유도되는 것을 차단함으로써 등쪽 외배엽이 원래 정해진 운명대로 신경 조직으로 발생할 수 있게 해준다. 초파리(Drosophila)에서 개구리의 Chordin의 상동유전자는 Sog인데, Sog는 배쪽 외배엽이 신경 조직으로 발생하게 한다. 마찬가지로 초파리에서 개구리의 BMP4의 상동유전자는 DPP인데, DPP는 등쪽 외배엽이 등쪽 구조(표피 조직)로 발생하게 한다.

| 정답해설 |

ㄱ. 등쪽에 신경삭(신경다발, nerve cord)이 형성되는 동물 X는 척삭동물인 개구리이다.
ㄷ. 문제의 주어진 자료에서 동물 Y에서 Sog은 DPP가 외배엽을 표피 조직으로 유도하는 것을 차단함으로써 외배엽이 신경 조직으로 발생할 수 있게 해준다고 하였는데, 동물 Y의 등-배축 상의 패턴을 나타낸 그림을 살펴보면 신경삭(nerve cord)은 배쪽에 형성되었고 순환계는 등쪽에 형성된 것을 확인할 수 있다. 따라서 발생 중인 동물 Y의 배아에서 sog 유전자의 발현은 배쪽 부위가 등쪽 부위보다 더 높게 일어난다는 설명은 옳다.

| 오답해설 |

ㄴ. ㉠(신경삭)은 중배엽성 구조가 아니라 외배엽성 구조이다.

20. 정답 ①

| 자료해석 |

이 문제는 식사 전후에 신체에서 일어나는 연료대사의 통제에 대해 이해하고 있는지 확인하기 위한 이해형문제이다. 문제에서 제시한 그림 (가)는 해당과정의 초기 단계와 포도당신행합성의 후기 단계를 나타낸 것이다. ⓐ는 포도당신생합성의 한 과정이고, ⓑ는 해당과정의 한 과정이다. ⓒ문제에서 제시한 그림 (나)를 살펴보면, 식사 후 혈당량 증가 시 혈장 농도가 감소하고 있는 호르몬 ㉠은 글루카곤이고 혈장 농도가 증가하고 있는 호르몬 ㉡은 인슐린이다. 인슐린은 체내 대부분의 세포로 포도당을 받아들이는 것을 촉진한다. 인슐린이 존재할 때 대부분의 세포는 포도당을 대사연료로 사용하고, 지방세포는 포도당을 사용하여 지질을 만들고, 간세포는 포도당을 글리코겐과 지질로 전환시킨다. 글루카곤은 인슐린과 반대되는 효과를 나타내는데, 간세포로 하여금 글리코겐의 분해를 촉진하고 포도당신생합성이 일어나게 한다.

| 정답해설 |

ㄴ. 혈장 케톤체 농도는 혈장 글루카곤 농도가 높을 때 높다. 따라서 혈장 케톤체 농도는 t_1 시점이 t_2 시점보다 더 높다.

| 오답해설 |

ㄱ. 자료해석에서 살펴본 바와 같이, 문제에서 주어진 자료를 통해 ㉠은 글루카곤이고 ㉡은 인슐린임을 알 수 있다.
ㄷ. ㉠(글루카곤)은 ⓐ과정(포도당신생합성)을 촉진하고, ㉡(인슐린)은 ⓑ과정(해당과정)을 촉진한다.

21.   정답 ②

| 자료해석 |

이 문제는 종양억제유전자의 돌연변이에 의한 암발생을 이해하기 위해 수행한 서던블롯팅 실험을 분석 및 종합한 후, 주어진 <보기>가 옳은지 평가하는 분석·종합·평가형문제이다. 문제에서 주어진 실험의 결과를 분석해보면, 환자 1~3은 종양 환자이므로, 이들의 종양 조직은 2개의 p53 유전자 모두에 돌연변이가 있을 것이다. 하나는 부모로부터 물려받은 돌연변이 p53 유전자이고 다른 하나는 부모로부터는 정상으로 물려받았지만 살아가는 동안 돌연변이가 일어난 p53 유전자이다. 환자 1의 경우는 정상 조직과 종양 조직에서 밴드 패턴에 차이가 없으므로, 환자 1의 종양 조직에 존재하는 p53 대립유전자는 모두 점돌연변이를 가지고 있다는 것을 알 수 있다. 환자 2의 경우는 정상 조직과 종양 조직의 밴드 패턴은 동일하지만, 종양 조직에서 얻은 밴드들의 두께가 더 얇은 것으로 보아 환자 2의 종양 조직에 존재하는 p53 대립유전자 중 하나(부모로부터 물려받은 것)는 점돌연변이를 가지고 있고 다른 하나는 p53 유전자 전체의 결실 돌연변이가 일어났다는 것을 알 수 있다. 환자 3의 경우는 정상 조직에서 가장 크기가 큰 밴드가 가느다란 2개의 밴드(하나는 정상 크기이고 다른 하나는 약간 작은 크기)로 나타난 것으로 보아 부모로부터 물려받은 p53 대립유전자는 유전자의 일부에 결실을 가지고 있다는 것을 알 수 있다. 또한 종양 조직은 부모로부터 물려받은 정상 p53 대립유전자도 부모로부터 물려받은 돌연변이 p53 대립유전자와 동일한 방식으로 돌연변이가 일어났다는 것을 알 수 있다.

| 정답해설 |

ㄴ. 자료해석에서 살펴본 바와 같이, 문제에서 주어진 자료를 통해 환자 2와 환자 3의 종양 조직은 p53 유전자 좌위(locus)에서 결실이 일어났다는 것을 알 수 있다. 따라서 주어진 설명은 옳다.

| 오답해설 |

ㄱ. 종양 조직은 기능적인 p53 단백질을 가지지 못하므로 종양 조직이 된다. 따라서 환자 2의 종양 조직은 정상 조직에 비해 정상 p53 단백질의 양이 절반만 존재한다는 설명은 옳지 않다.

ㄷ. 자료해석에서 살펴본 바와 같이, 문제에서 주어진 자료를 통해 환자 3은 부모로부터 결실이 있는 p53 유전자를 물려받았다는 것을 알 수 있다. 따라서 환자 1~3은 모두 부모로부터 점돌연변이 p53 유전자를 물려받았다는 설명은 옳지 않다.

22.   정답 ③

| 자료해석 |

이 문제는 감각변환(sensory transduction)에 대해 이해하고 있는지 확인하기 위한 분석·종합·평가형문제이다. 근방추(muscle spindle)는 골격근에서 발견되는 기계수용기로 신장수용기(stretch receptor)이다. 골격근이 늘어나면 근방추도 신장되어 수용기전위(receptor potential)가 발생하는데, 이는 활동전위로 전환되어 중추신경계로 전달된다. 수용기전위는 자극의 강도에 따라 그 크기가 달라지는 차등성전위(graded potential)로 단거리 전달 후 소멸된다. 반면 전압개폐성 이온통로에 의해 발생하는 활동전위는 자극의 강도에 상관없이 그 크기는 동일하고 먼 거리까지 전달되더라도 처음과 동일한 크기로 발생한다.

문제에서 주어진 자료를 살펴보면, tetrodotoxin(TTX)은 전압개폐성 Na^+ 통로를 차단한다고 하였으므로 <실험 과정> (나)는 활동전위가 발생하지 못하는 조건에서 수행했다는 것을 알 수 있다. 즉, TTX를 처리한 상태에서 수행한 실험((나))의 결과에서 나타난 막전위 변화는 수용기전위에 의해서만 나타난 것이고, TTX를 처리하지 않은 상태에서 수행한 실험((가))의 결과에서 나타난 막전위 변화는 수용기전위와 활동전위 모두에 의해서 나타난 것이다.

| 정답해설 |

ㄱ. 자료해석에서 살펴본 바와 같이, TTX를 처리한 상태에서 수행한 실험((나))의 결과에서 나타난 막전위 변화는 수용기전위에 의해서만 나타난 것이다. 수용기전위는 단거리 전달 후 소멸되므로, 감각수용기 부위에서 일정 거리 이상 멀어지면 감지할 수 없다. 따라서 수용기전위가 발생하지 않는 Ⅰ이 감각수용기 부위에서 더 먼 거리 떨어진 부위에 해당하는 ㉡의 결과임을 알 수 있다.

ㄴ. 문제에서 제시한 실험의 결과를 살펴보면, 근육 X에 자극을 가해주었을 때 근방추로부터 뻗어 나와 있는 감각뉴런 축삭에서 활동전위가 발생한 것을 확인할 수 있다. 따라서 <실험 과정> (가)에서 가해준 자극은 근방추로부터 뻗어 나와 있는 감각뉴런 축삭을 역치 이상으로 탈분극시킨다는 설명은 옳다.

| 오답해설 |

ㄷ. 문제에서 전압개폐성 이온통로에 작용하는 독소인 tetraethylammonium(TEA)은 Na^+ 전류에는 영향을 주지 않고 K^+ 전류를 차단한다고 하였다. 따라서 <실험 과정> (나)에서 TTX 대신 TEA를 처리하였다고 하더라

도 전압개폐성 Na⁺ 통로에 의해 나타나는 활동전위의 상승기는 나타날 것이므로, <실험 결과> I에서 TTX를 처리했을 때와 동일한 결과가 나타나지 않을 것임을 알 수 있다.

23.

정답 ②

| 자료해석 |

이 문제는 고빈도재조합 균주(Hfr 균주)를 이용한 접합 실험을 분석하고 종합한 후, 주어진 보기가 옳은지 평가하는 분석·종합·평가형문제이다. 문제에서 제시한 실험을 살펴보면, Hfr 균주(($str^s tyrA^- cycC^+ glyA^+$)를 F⁻ 균주($str^r tyrA^+ cycC^- glyA^-$)와 접합시킨 후 스트렙토마이신과 티로신, 글리신을 함유한(시스테인 미함유) 최소배지에서 선별하였으므로, 선별된 1,100개의 재조합된 균주는 모두 스트렙토마이신에 대해 저항성(str^r)이 있고 $cycC^+$인 F⁻ 균주란 것을 알 수 있다. 접합 실험에서 Hfr 균주로부터 전달받은 선형의 DNA가 고리 구조인 F⁻ 균주의 염색체 DNA 상으로 재조합되기 위해서는 짝수의 교차(2번 혹은 4번 등)가 일어나야 하는데, 2번의 교차가 일어날 확률보다는 4번의 교차가 일어날 확률이 더 낮으므로 4번의 교차로 형성되는 재조합 균주가 가장 적게 나타난다. 즉, 균주 유형 3이 가장 적게 나타났으므로 이것이 4번의 교차를 통해 형성된 것임을 알 수 있다. 그리고 이것은 $tyrA^+$가 세 유전자 중 가운데에 위치한다는 것을 말해준다.

| 정답해설 |

ㄴ. 위에서 살펴본 바와 같이, (나)에서 얻은 재조합된 균주는 모두 $cycC^+$를 가지는 F⁻ 균주이다.

| 오답해설 |

ㄱ. 접합 실험을 통해 Hfr 균주의 염색체 DNA 상에서 $tyrA^+$가 세 유전자 중 가운데에 위치한다는 것을 알 수 있다. 문제에서 $cycC^+$가 세 유전자 중에서 가장 늦게 F⁻ 균주로 이동한다고 하였으므로, Hfr 균주의 염색체 DNA에서 $tyrA$ 유전자좌가 $glyA$ 유전자좌보다 $cycC$ 유전자좌에 더 가깝게 존재한다는 것을 알 수 있다.

ㄷ. 균주 유형 4는 2번에 걸친 교차를 통해서 형성된 것이지만, 균주 유형 3는 4번에 걸친 교차를 통해서 형성된 것이다.

24.

정답 ③

| 자료해석 |

이 문제는 핵위치신호서열(NLS)에 대해 이해하기 위해 수행한 실험을 분석 및 종합한 후 주어진 보기가 옳은지 평가하는 분석·종합·평가형문제이다. 진핵세포의 세포질에서는 자유리보솜과 부착리보솜이 발견되는데, 자유리보솜은 세포질에서 기능을 하는 단백질과 핵에서 기능을 하는 단백질을 합성하고 부착리보솜은 내막계(핵막, 소포체, 골지체, 리소좀, 액포, 세포막 등)의 단백질과 세포 밖으로 분비되는 단백질을 합성한다. 새로이 합성되는 단백질이 자신이 기능해야할 곳으로 가도록 안내해주는 것은 단백질이 가지고 있는 신호서열(signal sequence)인데, 세포 내 각기 다른 지역으로 갈 단백질은 각기 다른 신호서열을 갖는다.

문제에서 주어진 실험을 살펴보면, 단백질 X의 야생형 유전자와 제한효소 EcoRI의 유전자가 연결된 융합유전자가 Gal1 프로모터에 의해 전사조절 되도록 제작된 재조합 벡터(pNL⁺)나 단백질 X의 돌연변이 유전자와 제한효소 EcoRI의 유전자가 연결된 융합유전자가 Gal1 프로모터에 의해 전사조절 되도록 제작된 재조합 벡터(pNL⁻)로 형질전환된 효모를 포도당 포함 배지에서 배양하면 재조합 단백질은 합성되지 않고 효모는 포도당을 이용하여 성장을 하게 된다. 한편, pNL⁻로 형질전환된 효모를 갈락토오스 포함 배지에서 배양하면 효모는 성장하였지만, pNL⁺로 형질전환된 효모를 갈락토오스 포함 배지에서 배양하면 효모는 사멸한 것을 확인할 수 있다. 갈락토오스 포함 배지에서는 재조합 단백질이 발현된다는 점과 재조합 단백질은 제한효소 EcoRI의 효소 활성을 가진다는 점, 그리고 pNL⁺과 pNL⁻의 차이점은 신호서열 a를 가지는 재조합 단백질을 만드느냐 혹은 신호서열 a를 가지지 않는 재조합 단백질을 만드느냐라는 점을 고려해보면, 신호서열 a는 핵위치신호서열(NLS)이라는 것을 알 수 있다. 즉, pNL⁺로 형질전환된 효모를 갈락토오스 포함 배지에서 배양하면 발현된 재조합 단백질(EcoRI 효소 활성 가짐)이 a에 의해 핵으로 이동하여 핵에 존재하는 효모의 유전체 DNA를 분해하여 효모가 사멸하게 되는 것이다.

| 정답해설 |

③ 포도당 포함 배지에서 배양중인 pNL⁻로 형질전환된 효모 세포에서는 재조합 단백질을 발현하지 않는다. 따라서 포도당 포함 배지에서 배양중인 pNL⁻로 형질전환된 효모 세포에서는 돌연변이 단백질 X가 세포질에서 발견된다는 설명은 옳지 않다.

| 오답해설 |

① 자료해석에서 살펴본 바와 같이, 문제에서 주어진 자료를 통해 단백질 X는 핵위치신호서열(NLS)인 a를 가지므로 핵에서 기능하는 단백질이다. 핵에서 기능하는 단백질과 세포질에서 기능하는 단백질은 자유리보솜에 의해 번역되므로, (나)에서 얻은 형질전환체에서 단백질 X는 자유리보솜에 의해 번역된다는 설명은 옳다.

② 자료해석에서 살펴본 바와 같이, 문제에서 주어진 자료를 통해 a는 핵위치신호서열(NLS)이라는 것을 알 수 있다.

④ a가 단백질 X의 중앙 부분 대신 단백질 X의 N-말단에서 발현되도록 조작된 유전자에서 발현된 재조합 단백질은 N-말단에 핵위치신호서열(NLS)을 가질 것인데, NLS가 N-말단에 존재한다고 하더라도 NLS는 정상적으로 기능을 하게 된다. 따라서 a가 단백질 X의 N-말단에서만 발현되도록 조작된 유전자를 단백질 X의 유전자로 이용하여 (가)~(다) 실험을 수행하면, pNL⁺로 형질전환된 효모의 결과와 동일하게 포도당 포함 배지에서는 성장하고 갈락토오스 포함 배지에서는 사멸한다. 그러므로 주어진 설명은 옳다.

⑤ 갈락토오스 포함 배지에서 배양중인 pNL⁺ 형질전환체에서 발현된 재조합 단백질은 EcoRI 효소 활성 가진 상태로 핵으로 이동할 것이다. 따라서 핵으로 이동한 후 핵에 존재하는 효모의 유전체 DNA를 분해할 것이다. 그러므로 주어진 설명은 옳다.

25. 정답 ①

| 자료해석 |

이 문제는 초파리의 성결정에 대해 이해하고 있는지 확인하기 위한 이해형문제이다. 초파리에서는 X 염색체 수와 상염색체의 조(A)의 수의 비율(X:A 비율)이 성결정에 중요한데, X:A 비(X:A ratio)가 1.0 이상이면 암컷이 되고 0.5 이하이면 수컷이 된다고 하였다. 문제에서 주어진 초파리의 핵형을 살펴보면, ㉠은 X:A 비(X:A ratio)가 1.0이므로 암컷이고 ㉡은 X:A 비(X:A ratio)가 0.5이므로 수컷이다. 이수성 개체인 ㉢의 경우는 X:A 비(X:A ratio)가 1.5이므로 암컷이다.

| 정답해설 |

ㄱ. ㉠은 핵상이 2n=8로, 총 8개의 염색체를 갖는데 그 중 6개는 상염색체(autosome)이고 2개는 성염색체(sex chromosome)이다. 정상적인 감수분열이 일어났을 경우 ㉠의 난자는 4개의 염색체를 가질 것인데, 그 중 3개는 상염색체이고 1개는 성염색체이다.

| 오답해설 |

ㄴ. 자료해석에서 살펴본 바와 같이, 문제에서 주어진 자료를 통해 ㉢은 암컷이라는 것을 알 수 있다.

ㄷ. 문제에서 ㉢은 부(수컷 부모)에서 염색체 비분리가 일어나 생성된 이수성 개체라고 하였으므로, ㉢은 아버지에게서 2개의 X 염색체를, 어머니에게서 1개의 X 염색체를 받았을 것이다. ㉢이 아버지에게서 2개의 X 염색체를 물려받기 위해서는, ㉢의 아버지가 정자를 생성하기 위해 감수분열을 할 때 감수제2분열 때에 염색체의 비분리가 일어나야 한다.

26. 정답 ③

| 자료해석 |

이 문제는 세포막에서 막단백질의 배열을 알아보기 위해 수행한 실험을 분석 및 종합한 후 주어진 보기가 옳은지 평가하는 분석·종합·평가형문제이다. 문제에서 제시한 실험 결과를 살펴보면, 단백질 ㉠은 <실험 Ⅲ>에서만 방사성 표지가 일어났으므로 단백질 C이다. 따라서 단백질 ㉡은 단백질 A이다. 단백질 ㉡은 세포 표면에 존재하는 단백질이므로 이 단백질에 대한 <실험 Ⅲ>의 결과는 '+'로 나타날 것임을 추정할 수 있다.

| 정답해설 |

③ 내재성 단백질인 단백질 B를 세포막으로부터 분리하기 위해서는 SDS와 같은 강력한 계면활성제를 사용해야만 한다. 요소(urea)는 A나 C와 같은 외재성 단백질을 분리하기 위해 정전기적 상호작용이나 수소결합을 파괴하는 물질이다. 즉, 요소를 첨가하는 것으로는 내재성 단백질 B를 분리해낼 수 없다.

| 오답해설 |

① 자료해석에서 살펴본 바와 같이, 실험 결과를 통해서 ㉠은 단백질 C이고, ㉡는 단백질 A라는 것을 알 수 있다.

② <실험 Ⅰ>의 결과에서, 단백질 ㉡(단백질 A)가 방사성 표지되었으므로 A는 당단백질이라는 것을 알 수 있다.

④ <실험 Ⅲ>의 (가)에서 적혈구를 저장액에 넣고 일정 시간 동안 배양하는 대신 계면활성제를 처리해도 적혈구의 파괴를 일으킬 수 있으므로, <실험 결과>에서 유사한 결과를 얻을 수 있다.

⑤ 자료해석에서 살펴본 바와 같이, 단백질 ㉡은 세포 표면에 존재하는 단백질 A이므로 ⓐ는 '+'로 나타날 것임을 추정할 수 있다.

27. 정답 ③

| 자료해석 |

체내로 에탄올이 들어오면 에탄올은 배설될 수 없고 간세포에서 알코올 대사과정이 일어난다. 그림 (나)에 제시된 간세포에서의 알코올 대사 과정을 살펴보면, 첫 번째로 알코올 탈수소효소(ADH)가 세포질에서 에탄올을 아세트알데히드로 변환시킨다. 두 번째로는 아세트알데히드 탈수소효소가 아세트알데히드를 아세트산으로 전환하고, 최종적으로 물과 이산화탄소의 형태로 체외 배출된다.

알코올 대사가 진행되면 많은 양의 NADH가 축적된다. 따라서 근육에서 만들어지는 젖산이 간으로 이동하여 다시 포도당으로 전환되는 포도당신생합성 과정과 젖산탈수소효소에 의한 '젖산 → 피루브산' 반응을 억제하여 젖산을 축적시킨다. 그 결과로 저혈당과 대사성 산증이 유발된다.

또한 알코올 대사는 지방산의 산화과정을 억제한다. 지방산 산화는 TCA 회로를 돌리기 위한 NADH 생성을 목적으로 하는데, 알코올 대사로 인해 NADH가 축적되고, 따라서 지방 축적을 유도해서 지방간이 생길 수 있다.

| 정답해설 |

ㄱ. 그림 (나)를 보면 알코올을 분해하면서 NAD^+에 비해 NADH의 비율이 높아진다는 것을 알 수 있다. 젖산 탈수소 효소는 가역반응이 일어날 수 있으므로, 높아진 NADH에 의해 정반응이 일어나고 피루브산이 젖산으로 변환된다.

ㄷ. 위에서 살펴본 바와 같이, 알코올 대사로 인한 NADH의 축적과 그로 인한 젖산의 축적은 혈중 pH를 낮아지게 한다.

| 오답해설 |

ㄴ. 지방산의 β-산화는 산화제인 NAD^+가 존재해야 일어난다. 하지만, 알코올 대사로 인해 NAD^+의 비율이 낮아지고 NADH가 축적되었다. NADH가 많다는 것은 체내에서 지방산 합성을 촉진하는 신호로 작용하고, 결국 지방의 축적이 일어난다.

28. 정답 ④

| 자료해석 |

본 문항은 알레르기 반응에 대해 이해하고 있는지 확인하기 위한 분석·종합·평가형문제이다. 알레르기 반응은 알레르기 항원(allergen)에 노출된 후 수초 또는 수분 내로 발적이나 팽진(두드러기) 등이 나타나는 과민반응이다. 알레르기 반응은 음식, 꽃가루, 곤충의 독 등에 들어 있는 분자(알레르기 항원)에 결합하는 IgE가 너무 많이 만들어질 때 일어난다. 꽃가루와 같은 알레르기 항원에 면역계가 처음 접하게 되었을 때 면역반응으로 형질세포가 분비한 항체 중에 IgE가 순환하지 않고 결합조직에 존재하는 염기성백혈구인 비만세포(mast cell)의 세포표면에 부착하게 된다. 다음 번에 다시 그 항원에 면역계가 접하게 될 때 비만세포에 부착한 상태로 존재하던 IgE와 알레르기 항원이 결합하게 되면, 비만세포는 히스타민을 분비하게 되는데 이 히스타민에 의해 알레르기 반응이 나타난다.

문제에서 제시한 <실험 Ⅰ>의 결과를 살펴보면, 히스타민, 깃털, 고양이, 개, 말, 꽃가루 B, C, D에 대해 팽진이 나타난 것으로 보아 이들 알레르기 항원은 검사자 X에서 알레르기를 유발할 수 있는 항원이라는 것을 알 수 있다. 문제에서 제시한 <실험 Ⅱ>는 RAST(radioallergosorbent assay)로 알레르기 원인을 분석하는 피부검사 방법이다. <실험 Ⅱ>의 결과를 살펴보면, 검사자 Y는 여과지에 페니실린이나 꽃가루 A를 고정시켰을 때 방사성 정도가 대조구에 비해 높게 나온 것을 확인할 수 있다, 이를 통해 검사자 Y는 페니실린이나 꽃가루 A에 대해 알레르기 반응을 유발할 것임을 알 수 있다.

| 정답해설 |

④ 자료해석에서 살펴본 바와 같이, 실험Ⅱ를 통해 검사자 Y는 페니실린에 대해 알레르기 반응을 유발할 수 있음을 알 수 있다. 알레르기 반응을 유발하는 물질인 히스타민은 혈관을 확장하는 작용을 한다. 만일 히스타민이 전신적으로 작용하면 온 몸 혈관이 일시에 확장하여 혈압이 낮아질 수 있다. 따라서 검사자 Y에게 페니실린을 과량 처리하면 일시적인 저혈압 상태가 나타날 수 있다는 설명은 옳다.

| 오답해설 |

① 실험Ⅰ의 결과에서 나타난 팽진은 후천성 면역반응의 한 형태인 알레르기 반응의 결과이다. 따라서 주어진 설명은 옳지 않다.

② 실험Ⅰ을 통해 검사자 X는 히스타민에 대해 알레르기 반응을 나타낸다는 것을 알 수 있다. 알레르기 반응을 나타내기 위해서는 반드시 이전에 동일한 알레르기 항원에 접

촉했어야 한다. 따라서 검사자 X는 <실험 I>을 수행하기 전까지는 히스타민에 접촉하지 않았다는 설명은 옳지 않다.
③ 실험 II를 통해 검사자 Y는 꽃가루 A에 대해 알레르기 반응을 나타낼 수 있음을 알 수 있다. 알레르기 반응은 IgE가 매개하므로, 검사자 Y의 혈청에는 꽃가루 A에 대한 IgE가 존재하지 않는다는 설명은 옳지 않다.
⑤ 실험 II를 통해 검사자 Y는 집먼지 진드기에 대해 알레르기 반응을 나타내지 않을 것임을 알 수 있다. 따라서 검사자 Y의 피부에 집먼지 진드기가 들어 있는 액체를 떨어뜨리면 팽진이 나타난다는 설명은 옳지 않다.

29.   정답 ②

| 자료해석 |

이 문제는 시냅스의 강도의 조절과 관련한 자료를 분석 및 종합한 후 주어진 보기가 옳은지 평가하는 분석·종합·평가형 문제이다. 시냅스가 축색말단끼리 형성되기도 하는데, 이러한 시냅스는 활동전위에 의해 발생하는 신경전달물질의 분비를 조절하는 기능을 가지고 있다. 시냅스의 강도를 조절하는 이러한 메카니즘을 시냅스전흥분(presynaptic excitation) 또는 시냅스전억제(presynaptic inhibition)라고 한다.
문제에서 주어진 그림 (I)을 살펴보면 신경세포 B는 신경세포 A에서의 활동전위의 크기와 활동전위 기간을 감소시킨 것을 확인할 수 있는데, 그 결과 A에서의 칼슘 흐름(칼슘 유입)이 감소하였고 그로 인해 X에서의 시냅스후 전위의 크기가 감소된 것을 확인할 수 있다(시냅스전억제). 이러한 결과는 신경세포 B에서 분비된 신경전달물질이 신경세포 A에서 Cl^- 전도성을 증가시켰거나 K^+ 전도성을 증가시켰을 경우 나타날 수 있다. 그림 (II)를 살펴보면 신경세포 D는 신경세포 C에서의 활동전위 기간을 증가시킨 것을 확인할 수 있는데, 그 결과 C에서의 칼슘 흐름(칼슘 유입)이 증가하였고 그로 인해 Y에서의 시냅스후 전위의 크기가 증가한 것을 확인할 수 있다(시냅스전흥분). 이러한 결과는 신경세포 D에서 분비된 신경전달물질이 신경세포 C에서 K^+ 전도성을 감소시켰을 경우 나타날 수 있다.

| 정답해설 |

② D가 C의 K^+의 전도성에 영향을 주었다면, D는 C의 K^+ 전도성을 증가시킨 것이 아니라 감소시켰을 것이다. 왜냐하면 K^+ 전도성이 감소되어야 C에서의 활동전위 기간이 늘어날 수 있기 때문이다.

| 오답해설 |

① B가 A의 Cl^-의 전도성에 영향을 주었다면, B는 A의 Cl^- 전도성을 증가시켰을 것이다. 왜냐하면 Cl^- 전도성이 증가되어야 A에서의 활동전위 크기 및 기간이 감소될 수 있기 때문이다.
③ D는 C에 의한 Y의 반응이 더 크게 일어나게 해주므로, D는 C의 자극에 대해 Y가 더 민감하게 반응하게 해준다는 설명은 옳다.
④ ㉠(시냅스전 뉴런(A)의 칼슘 흐름)은 전압 개폐성 칼슘이온통로에 의해 나타난다.
⑤ 자료해석에서 살펴본 바와 같이, 문제에서 주어진 자료를 통해 B에서 분비된 신경전달물질은 A에서 발생하는 활동전위 크기와 기간을 감소시킨다는 것을 알 수 있다.

30. 정답 ④

| 자료해석 |

실험 과정을 살펴보면 질병 Y의 정상 대립유전자는 (라) 과정에서 섞어준 2종류의 혼성화 탐침과 잘 결합하므로, DNA 연결효소 처리에 의해 서로 연결되어 발색시험에서 양성 반응을 보일 것이다. 반면에 질병 Y의 돌연변이 대립유전자는 섞어준 2종류 중 탐침 ㉠과는 결합할 수 없으므로, DNA 연결효소 처리에 의해 서로 연결될 수 없어 발색시험에서 음성 반응을 보일 것이다.

| 정답해설 |

ㄴ. PCR을 수행하기 위한 2종류의 프라이머는 유전자 Y의 106번째 뉴클레오티드와 떨어진 곳의 서열과 상보적이므로, 돌연변이 유무와 관계없이 결합할 수 있어 정상 대립유전자와 돌연변이 대립유전자 모두 증폭될 수 있다.

ㄷ. 실험 결과 색을 띠게 되면 검사자는 정상 대립유전자(우성)를 가지므로 질병 Y를 가지지 않는다.

| 오답해설 |

ㄱ. 정상 대립유전자를 동형접합성으로 가지는 개체와 이형접합성인 개체는 모두 발색되므로 구분되지 않는다.

mega MD | www.megamd.co.kr

2020학년도 의·치의학교육입문검사 대비 FINAL 실전모의고사 답안지

2020학년도 의·치학교육입문검사 대비 FINAL 실전모의고사 답안지

교 시	1교시○ 2교시○
성 명	

수험번호								생년월일 (주민등록번호 앞 6자리)					
		–											
⓪	⓪	–	⓪	⓪	⓪	⓪	⓪	⓪	⓪	⓪	⓪	⓪	⓪
①	①		①	①	①	①	①	①	①	①	①	①	①
②	②		②	②	②	②	②	②	②	②	②	②	②
③	③		③	③	③	③	③	③	③	③	③	③	③
④	④		④	④	④	④	④	④	④	④	④	④	④
⑤	⑤		⑤	⑤	⑤	⑤	⑤	⑤	⑤	⑤	⑤	⑤	⑤
⑥	⑥		⑥	⑥	⑥	⑥	⑥	⑥	⑥	⑥	⑥	⑥	⑥
⑦	⑦		⑦	⑦	⑦	⑦	⑦	⑦	⑦	⑦	⑦	⑦	⑦
⑧	⑧		⑧	⑧	⑧	⑧	⑧	⑧	⑧	⑧	⑧	⑧	⑧
⑨	⑨		⑨	⑨	⑨	⑨	⑨	⑨	⑨	⑨	⑨	⑨	⑨

결시자 표기란	
컴퓨터용 사인펜으로 수험번호·생년월일과 옆란 표기	○

감독관 날인란	
본인확인 및 수험번호·생년월일의 정확한 표기 확인	

※ 답안지 작성(표기)은 반드시 컴퓨터용 사인펜만을 사용하여야 합니다.

문번	답란				
1	①	②	③	④	⑤
2	①	②	③	④	⑤
3	①	②	③	④	⑤
4	①	②	③	④	⑤
5	①	②	③	④	⑤
6	①	②	③	④	⑤
7	①	②	③	④	⑤
8	①	②	③	④	⑤
9	①	②	③	④	⑤
10	①	②	③	④	⑤
11	①	②	③	④	⑤
12	①	②	③	④	⑤
13	①	②	③	④	⑤
14	①	②	③	④	⑤
15	①	②	③	④	⑤

문번	답란				
16	①	②	③	④	⑤
17	①	②	③	④	⑤
18	①	②	③	④	⑤
19	①	②	③	④	⑤
20	①	②	③	④	⑤
21	①	②	③	④	⑤
22	①	②	③	④	⑤
23	①	②	③	④	⑤
24	①	②	③	④	⑤
25	①	②	③	④	⑤
26	①	②	③	④	⑤
27	①	②	③	④	⑤
28	①	②	③	④	⑤
29	①	②	③	④	⑤
30	①	②	③	④	⑤

〈유의사항〉

이미지 스캐너(OMR판독이 아님)를 이용하여 채점하므로, 컴퓨터용 사인펜 이외 샤프펜슬 등을 사용하거나, 특히, 펜의 종류와 상관없이 예비마킹을 할 경우에는 중복답안 등으로 채점되어 불이익을 받을 수 있습니다.

※ 아래 문구를 **'필적확인란'**의 빈칸에 정자로 기록하시오.

필 적 확 인 란	

2020학년도 의·치학교육입문검사 대비 FINAL 실전모의고사 답안지